肿瘤患者居家护理手册

主 编 陈怡雯 刘天舒
高 键 李 倩

世界图书出版公司
上海·西安·北京·广州

图书在版编目(CIP)数据

肿瘤患者居家护理手册 / 陈怡雯等主编. —上海 ：上海世界图书出版公司，2022. 8

ISBN 978-7-5192-9449-6

Ⅰ. ①肿… Ⅱ. ①陈… Ⅲ. ①肿瘤—护理—手册 Ⅳ. ①R473. 73-62

中国版本图书馆 CIP 数据核字(2022)第 034553 号

书　　名	肿瘤患者居家护理手册 Zhongliu Huanzhe Jujia Huli Shouce
主　　编	陈怡雯　刘天舒　高　键　李　倩
责任编辑	芮晴舟
封面设计	崔晨烨
出版发行	上海世界图书出版公司
地　　址	上海市广中路 88 号 9-10 楼
邮　　编	200083
网　　址	http://www.wpcsh.com
经　　销	新华书店
印　　刷	苏州彩易达包装制品有限公司
开　　本	787mm×1092mm　1/32
印　　张	5.25
字　　数	120 千字
版　　次	2022 年 8 月第 1 版　2022 年 8 月第 1 次印刷
书　　号	ISBN 978-7-5192-9449-6/R·619
定　　价	60.00 元

编者名单

主　编

陈怡雯　刘天舒　高　键　李　倩

副主编

（按姓氏笔画排序）

王　颖　王春晖　纪春艳　吴　薇　郑　峥

倪丽萍　徐　梁　戚少华　符　漪

参编人员

（按姓氏笔画排序）

马丽华　王　婷　孔奕恺　朱轶慧　刘英霞

李静怡　金　文　周子琳　赵文雯　赵欣颖

谢丽君

插　画

孔奕恺

前 言

曾经有患者问我，化疗以后没有不舒服的反应，是不是治疗效果不好？也有患者说，用药后胃口不好，干脆不吃，把肿瘤饿死。还有的患者说用药后解便辛苦，该怎么办呀？更有不少患者有止痛药不良反应大，而且容易上瘾，能不吃就不吃，忍忍就过去了的想法。其实，当我们调整心态，掌握正确的应对方式，肿瘤治疗过程中遇见的这些症状并不可怕。今天，就让我们的专科护士牵手复旦大学附属中山医院的肿瘤科、营养科、药剂科、康复科专家们，和你一起聊一聊肿瘤常见症状居家护理那些事。

我们将着重介绍这些常见并发症的观察和防治方法，以便患者居家期间配合和及时就诊。常见症状的毒性反应分级标准我们都会备注在文后，当未发生或已发生轻度症状时，患者们需要学会预防、辨别和干预。当发生 2 级以上的症状时，患者们一定要及时就诊学会表达自己的状况。只有很好地控制了这些症状，才能保证我们治疗的完整性和及时、有效性。

随着治疗技术与治疗方法的不断进步，多数恶性肿瘤已经被认为是可以治愈或可以控制的慢性疾病，患者的生存时间较以往有了明显的延长。膳食营养是维持生命、保持健康的物质基础，对机体的功能和状态有重要的影响。恶性肿瘤患者适当补充营养和进行营养治疗，有助于提高患者的生存质量，已经成为恶性肿瘤综合治疗的重要组成部分。

本书中我们还邀请了肿瘤临床药师，针对患者居家使用的抗肿瘤药品的服用方法、药物相互作用等进行介绍，特别是对同时患有高血压、糖尿病等慢性疾病患者非常关心的问题进行了解答，希望这些汇总能给予大家切实的帮助。

陈怡雯

2022 年 1 月

目 录

第一章

肿瘤常见症状管理

一、疼痛

新发癌症患者中约25%有癌痛，晚期癌症患者中64%伴有癌痛。对患者的躯体和精神造成了巨大的伤害，同时给患者的家庭及社会也带来严重的危害，所以我们需要认识疼痛。

那么，什么是疼痛呢？疼痛是一种与实际的或潜在的组织损伤，或与这种损伤的描述有关的一种令人不愉快的感觉和情感体验，包括了感觉、情感、认知和社会成分的痛苦体验。

建议一　消除疼痛是患者的基本权利。

你有权力要求医护人员尽可能地帮助你解除疼痛。如果你感到疼痛，无论任何时间都请告诉医生和护士。对此不要犹豫，现在有药物完全能够有效地缓解甚至解除疼痛。

建议二　疼痛治疗不容忽视。

长期疼痛会使我们的广大患者感到极度不适，加重焦虑、抑郁、乏力、失眠以及食欲减退等，影响日常活动、自理能力、社会交往，使得整体生活质量降低。世界卫生组织(WHO)将疼痛确定为继体温、脉搏、呼吸、血压之后的“第五大生命体征”，也就是说要像关心体温、血压一样关心自己的疼痛。

建议三　及时报告疼痛。

疼痛是你的主观感受，而疼痛是否得到缓解首先依赖于你是否将疼痛报告给医护人员，你是疼痛治疗的共同参与者。我们最常使用的疼痛评估工具是 NRS 数字分级法：0 分为无痛，10 分为剧痛。1～3 分轻度疼痛，不影响日常生活。4～6 分为中度疼痛，大于 6 分睡眠受到干扰。7～10 分重度疼痛，睡眠严重受到干扰。如果出现了 4 分以上的疼痛，请及时告诉你的医生和护士（图 1－1）。

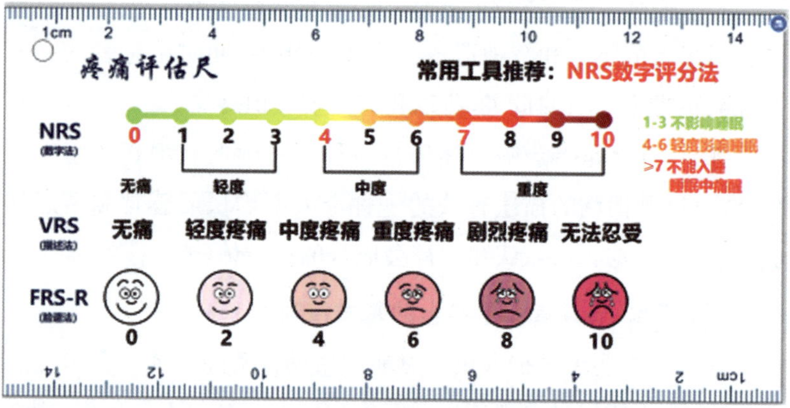

图 1－1　疼痛评估尺

建议四　按时服用止痛药物。

医生开具的止痛药物，**无论是否疼痛，都需要按时服用**，这样才能保持稳定的血药浓度。不可擅自停药或增、减用药剂量及频次，口服控释或缓释片剂不能嚼碎或碾碎。如现有的止痛药物无法控制你的疼痛，需要调整剂量，合用催眠药或镇静药时，应有医生指导。

建议五　了解常见不良反应：便秘、恶心、呕吐。

阿片类止痛药的不良反应主要发生于用药初期及过量用药

时，不良反应发生及严重程度个体差异大，积极预防治疗可以减轻或避免阿片类药物的不良反应。最常见的不良反应是便秘，将伴随你的用药全程。可以通过多喝水(每日至少 2 000 mL 左右)、多吃蔬菜和水果来预防；也可以顺时针按摩腹部，进行适当运动，必要时在医生指导下服用缓泻剂。恶心呕吐一般出现在用药初期，1 周症状逐渐消失。如果在服药后出现不良反应，请及时告知医生和护士。

二、恶心、呕吐

首先，恶心、呕吐是 70%～80%患者经常遇到的问题，但不是所有的药品都会引起恶心、呕吐。如靶向药就不会有此症状，且此症状的程度及持续时间与治疗效果没有关系。

其次，恶心、呕吐是可以被控制且用药后就会消退的。

建议一 正确使用止吐药才有效。

一般在用药前医生都会按药品的品种、特性及绝大多数患者出现症状的可能性和选择性使用长、短效止吐药加以预防。止吐药主要包括静脉类和口服类。静脉类药品，护士会合理安排好用药。口服类药品建议患者，第一天在用化疗药前 1 小时口服(可咨询护士用化疗药的时间，也可在护士给你挂第一瓶补液时口服，因为一般第一瓶补液到化疗药之间的间隔时间差不多 1 小时)，第二、三天，建议在早餐后半小时口服(图 1 - 2)。

建议二 按医生建议使用止吐药次数才到位。

问：我只用一天的化疗药，后面两天还需要口服止吐药吗?

答：建议患者不要以化疗天数自行决定是否使用药品，而应

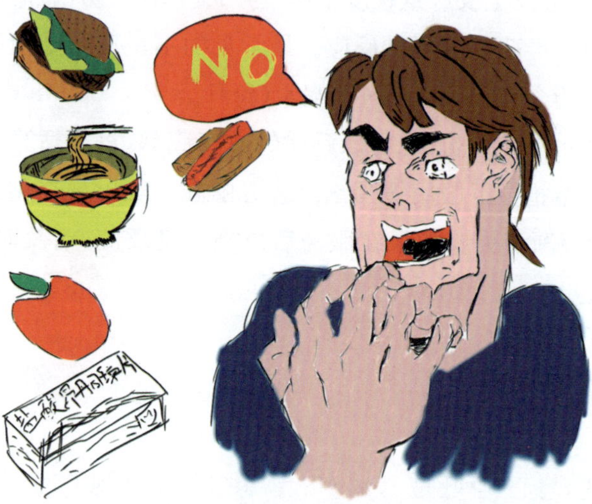

图 1－2　化疗所致恶心呕吐

在医生护士的建议下服用。

问：为什么？

答：因为化疗药还有可能带来迟发型的呕吐，是需要多用几天止吐药来预防的！

建议三　合理安排用药当天的早餐才最棒。

当天空腹是一个糟糕的决定，建议患者选择少食多餐的方式，食用清淡、少油腻辛辣的食物。不要单独进食太稀薄的食物，如粥、豆浆等易吐、易反酸。

若你正好属于药物的敏感体质，在首次用药后出现了不能耐受必须治疗的 3 级恶心、呕吐症状（详见文末恶心呕吐分级表），应该及时就诊告知医生进行处理，并在下次用药前告知医生曾出现过的症状，便于做好充足的预防工作。

三、营养不良

(一) 居家简易营养自测法

由于肿瘤疾病本身及抗肿瘤治疗的影响，营养不良是恶性肿瘤患者常见的并发症。营养不良可导致相关并发症升高、术后恢复缓慢、住院时间延长、生活质量降低，所以及时地评估患者的营养状态，并给予相应的营养支持，对临床预后尤为关键。

患者主观整体评估(PG－SGA)最先由美国奥特里·FD(Ottery FD)于1994年提出，是专门为肿瘤患者设计的营养状况评估方法，临床研究提示，PG－SGA是一种有效的肿瘤患者特异性营养状况评估工具，因而得到美国营养师协会等单位的广泛推广与应用。PG－SGA包括患者自测部分及医务人员评估两部分组成。患者居家自己使用患者主观整体评估(PG－SGA)的方法进行自测营养状况的评估，有一定的难度，为保证营养评估的专业性，并有效规避仅用胃口，体重等状态表达营养状况的不科学性，我们将PG－SGA患者自测部分作为居家简易营养自测的工具(相关的饮食指导详见第四章)。

患者提供的主观整体营养状况评估量表(PG－SGA)

1. 体重

体重评分为两项得分的累加。评分使用1个月内的体重数据，若无此数据，则使用6个月的体重数据(表1－1)。举例：一个患者目前体重50 kg，1个月前体重55 kg，则(原体重—

现体重)/原体重=(55－50)/55=0.09(9%),评分为3分;近2周体重下降额外增加1分,则该患者体重评分为3+1=4分。

表1-1 体重下降比率参照评分表

1个月内体重下降	评分	6个月内体重下降
≤10%	4	≤20%
5%~9.9%	3	10%~19.9%
3%~4.9%	2	6%~9.9%
2%~2.9%	1	2%~5.9%
0%~1.9%	0	0%~1.9%
2周内体重减轻	1	
2周内体重没变化	0	
2周内体重增加	0	

(1) 你现在的体重是(　　)千克

你的身高是(　　)米

1个月前你的体重是(　　)千克

6个月前你的体重是(　　)千克

此项计分为(原体重－现体重)/原体重

(2) 最近2周内你的体重

□减轻(1分)　□没变化(0分)　□增加(0分)

本项计分(　　)

2. 进食情况

本项评分计所得的最高分。举例:过去1个月的进食比以往少(1分),只能进食流质(3分),取最高分计3分。

在过去1个月里,你的进食情况与平时相比:

□没变化(0 分)

□比以往多(0 分)

□比以往少(1 分)

你目前进食:

□正常饮食(0 分)

□正常饮食,但比正常情况少(1 分)

□少量固体食物(2 分)

□只能进食流质(3 分)

□只能口服营养制剂(3 分)

□几乎吃不下什么(4 分)

□只能通过管饲进食或静脉营养(6 分)

本项计分(　　)

3. 症状

本项评分为每项得分的累加。举例:有恶心(1 分)、呕吐(3 分)、便秘(1 分),那本项评分 1+3+1=5 分。

近 2 周来,你有以下问题,影响你的进食:

□吃饭没有问题(0 分)

□没有食欲,不想吃(3 分)

□恶心(1 分)

□呕吐(3 分)

□口腔溃疡(2 分)

□便秘(1 分)

□腹泻(3 分)

□口干(1 分)

□食品没味(1 分)

□食品气味不好(1 分)

□吞咽困难(2 分)

□一会儿就饱了(1 分)

□疼痛(3 分)

□其他：如抑郁、经济、牙齿问题(1 分)

本项计分(　　)

4. 活动和功能

本项评分计所得的最高分。

在过去的 1 个月你的活动：

□正常，无限制(0 分)

□不像往常，但还能起床进行轻微的活动(1 分)

□多数时候不想起床活动，但卧床或坐椅时间不超过半天(2 分)

□几乎干不了什么，一天大多数时候都卧床或坐在椅子上(3 分)

□几乎完全卧床，无法起床(3 分)

本项计分(　　)

1～4 评分之和(　　)

当你这 4 个项目的总分≥4 分时，特别是体重减轻、食欲减退，请及时来医院门诊就诊，经医生评估是否需要营养科就诊。可将评估的总分记录在患者提供的主观整体营养状况评估量表(PG－SGA)记录表上(表 1－2)。

表 1－2　患者提供的主观整体营养状况评估量表(PG－SGA)记录表

日期	PG－SGA 患者自测部分

(二) 肿瘤合并糖尿病营养指导

肿瘤是一种高消耗性疾病，而糖尿病由于胰岛素相对或绝对缺乏而引起，导致体内的葡萄糖不能被充分利用，蛋白质和脂肪的消耗增多，营养不良是肿瘤伴糖尿病最常见的伴随症状。研究报道，恶性肿瘤患者约有 17%伴有糖尿病和血糖异常升高，可以说这两种疾病互为病因、互为因果，又互相作用，导致恶性循环，同时在营养治疗和护理中又存在诸多矛盾和困难，所以我们要了解肿瘤和糖尿病的相关点。

1. 什么是血糖生成指数?

血糖生成指数(GI)：高 GI 的食物或膳食，进入胃肠后消化快，吸收完全，葡萄糖迅速进入血液。而低 GI 的食物在胃肠内停留时间长，释放缓慢，葡萄糖进入血液后峰值低，下降速度慢，可减少餐后血糖波动，有助于血糖控制。所以糖尿病患者在日常的饮食中应选择低血糖生成指数 GI 的食物。

常用食物血糖生成指数列表(本数据源自《中国食物成分表2002》)详见附表。

2. 什么是血糖负荷？

血糖负荷(GL)：100 g 重量的食物中可利用碳水化合物与 GI 的乘积。GL≥20 为高，10～20 为中，≤10 为低 GL 食物；GL 值更能客观反映一餐食物对餐后血糖的影响。所以糖尿病患者在日常的饮食中应选择低血糖负荷 GL 的食物。

常用食物血糖负荷列表（本数据源自《中国食物成分表 2002》）详见附表。

3. 肿瘤合并糖尿病患者饮食要注意什么？

（1）适量高蛋白：适量增加富含优质蛋白质的蛋、奶、瘦肉及大豆类食物。多吃富含低饱和脂肪酸的鱼肉、禽肉等白肉，少选择红肉（猪肉、牛肉、羊肉）及加工肉类。

（2）适量限制主食：每餐不超过 100 g，并选择低血糖生成指数的粗杂粮，如玉米、燕麦、荞麦、红豆等。少用精白米面等，尽量少吃或不吃添加糖较多的食物，如含糖饮料、甜点等。

（3）高维生素及膳食纤维：适量增加各种新鲜蔬菜和菌类，如菠菜、甘蓝、油菜、青菜、扁豆、菌菇等；水果适量，种类、颜色要多样。

（4）合并营养不良的患者，不仅不能限食，可能还需要增加营养的摄入；如口服补充糖尿病型特殊医学用途配方食品（肿瘤型）；糖尿病患者营养支持应首选肠内营养，口服营养补充简便易行、可操作性好，有助血糖控制，维持营养状况，且有助于个体化体重管理和血糖的控制。

（5）饮食、运动记录，结合血糖监测，调整降糖药或胰岛素的用量，平稳血糖。

4. 糖尿病患者日记（表 1－3）

每天晨起解尿后，空腹测量体重，并做好糖尿病日记，便于门

表 1-3　糖尿病患者日记

日期	时间	早餐			中餐			晚餐			睡前			糖化血红蛋白监测	饮食种类、数量			营养配方粉加餐情况（几勺）		体重（kg）	睡眠（h）	运动（h）
		血糖（mmol/L）	胰岛素注射	口服降糖药	血糖（mmol/L）	胰岛素注射	口服降糖药	血糖（mmol/L）	胰岛素注射	口服降糖药	血糖（mmol/L）	胰岛素注射	口服降糖药		早餐	中餐	晚餐	早餐后	中餐后			

诊随访。糖尿病日记主要包括哪些内容呢?

(1) 根据营养师制定的个体化饮食方案,记录每日进食食物的种类、数量。

(2) 体重:体重是评价营养状况、饮食、运动是否得当的最为简易的一项指标。

(3) 与糖尿病有关的重要指标:血糖、糖化血红蛋白等。

(4) 糖尿病治疗用药(口服药物、胰岛素等)的时间及剂量。

(5) 活动或运动及睡眠记录。

四、腹泻

据统计,25%的患者在使用药品后会出现排便次数明显超过平时习惯的现象,更有75%的消化道肿瘤患者出现同样的困扰。常见于使用化疗药物如伊立替康、卡培他滨、替吉奥,靶向药物如吡咯替尼、拉帕替尼、奈拉替尼。

有患者说,这是排毒,挺好的。事实上,过多的排便不仅会带来乏力、盗汗的症状,甚至还有影响人体蛋白含量,间接造成血象改变,影响下次治疗时间的麻烦。因此,建议大家关心排便的次数和颜色,关心好“上下进出口”,才能保证身体这座“银行”的正常运作。

建议一　合理膳食,适当搭配。

腹泻期间,建议选择少量、多餐的方式,进清淡易消化的食物,不进油炸、油腻、辛辣的食物。

由于腹泻造成水和电解质的丢失,因此建议在没有特别限制的情况下,每日水分的摄取应在2 000～3 000 mL。补充些如橙汁、葡萄汁、香蕉、杨桃等富含钾、钠等电解质的食物。

建议二 **适当体位，最佳拍档。**

对于胃肠道术后或消化吸收不好的患者，建议用餐后可取平卧 30 分钟。可在进食流质食物时，同时搭配一些如馒头、面包等固体食物，可有效提高食物在胃中消化吸收的时间。

建议三 **及时就诊，准确表达。**

当患者出现严重的腹泻症状和乏力、腹胀、水肿等电解质紊乱时，请及时带着治疗文件（门诊病历本、出院小结）就诊。

这样才能让处置医生在清晰的了解你所使用过的药品的基础上，结合你所表达的解便性状，做出最适合患者的处理决定。

建议四 **合理药物治疗。**

1. 可以使用蒙脱石散、洛哌丁胺口服，目标：将每日排便控制在 1～2 次。蒙脱石散需要空腹冲水服用，以免药粉包裹在食物外表而没有黏附于消化道内壁影响药效，具体用药方法可以咨询医师或药师。

2. 患者出现严重腹泻时，应及时就医，补液支持，预防脱水。

3. 前次治疗出现腹泻，耐受较差的患者可以预防性服用止泻药物，但要避免用药过度出现便秘。

五、便秘

无论是前面提到的腹泻还是现在要讲的便秘，肠道的异常工作状态都会影响患者的胃口，造成营养的偏移，甚至导致治疗的延误。

有数据显示，47.9%接受药品治疗的患者会出现不同程度的便秘。这主要是受止吐药、止痛药、进食少、水分和运动不足的影响。

建议一 **足够的水分。**

保证每日 2 000 mL 的水分摄入，在清晨起床后给予 200 mL 左右的温水，便于刺激肠道蠕动，开启幸福美好的一天。

建议二 **合理的膳食。**

如无饮食或特殊检查前的进食忌口，可增加富含纤维如芹菜、青菜、水果、豆类全麦面包等食物，从而有效帮助肠道蠕动。

建议三 **适度的运动。**

患病以后，会有很多的家属把患者照顾得像“大熊猫”，但事实上，量力而行的活动是对患者身心极有帮助的。我们可以选择相对固定的时间排便，也可选择在餐后，用双手紧贴腹部做从右向左的顺时针按摩。

也可以在家里做一些如扫地、擦桌子的家务活动，更可以选择不引起气喘、心率加快的慢走活动，能帮助肠道被动或主动的有效活动，促进排便。

六、黏膜溃疡

传统的经验告诉我们，当我们的牙齿或异物不小心损伤了嘴内的黏膜时，随着那阵懊恼和疼痛之外，嘴中原本存在的非致病菌会趁机侵入破损的黏膜缺口，造成溃疡。

不过当我们在使用化疗药品后引起的非外力损伤型的黏膜溃

疡，竟有 10%～40%的患者出现口腔或者肛门黏膜溃疡，甚至随着化疗药品或剂量的加大，此类人群比率有增高至 75%的现象。

建议一　做足用药前准备工作。

一个光滑、完整的黏膜屏障像我们的保卫队，它们能非常有效地阻挡细菌侵入机体，而使用药品之后所造成的黏膜细胞损伤直至溃疡，不仅影响了食欲及吞咽，不便说话和交流，甚至因疼痛疏于清洁而引起感染。

在使用药品前，建议原先有口腔疾患的患者先至口腔科完成必要的治疗，不要陷入因使用化疗药品而无法治疗的窘境(图 1－3)。

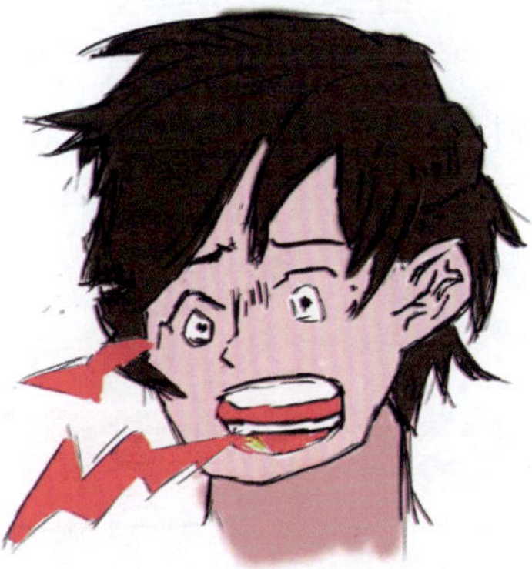

图 1－3　口腔黏膜溃疡

建议二　刷牙方式很重要。

首先，从用药起，建议进食柔软易消化的食物并换用软毛牙刷，好的物理性摩擦优于漱口液的除菌效果。

其次，每餐餐后都要养成刷牙的好习惯，每隔 1～2 小时漱口，可有效避免口腔溃疡。

建议三　请别忽略了肛门。

如为药物性的黏膜损伤，请各位患者不要因为损伤部位的羞于表达而忽略了对肛门黏膜的观察。

在保证合理膳食摄入及二便通畅的同时，由于肠道细菌的存在，建议每日使用温和的清洁剂清洁局部，用温水冲净，并每日更换柔软的棉质内衣裤，避免黏膜的损伤、感染。若出现破损、感染，请及时就诊。

七、化疗性静脉炎

化疗性静脉炎是由于化疗药物的浓度、刺激性、输液的速度以及患者静脉的原因导致对外周血管壁的刺激所形成的静脉炎。

50%～80%的患者在化疗后会出现不同程度的静脉炎，其中刺激性化疗药物引起的静脉炎可达57.7%～87%(图1－4)。

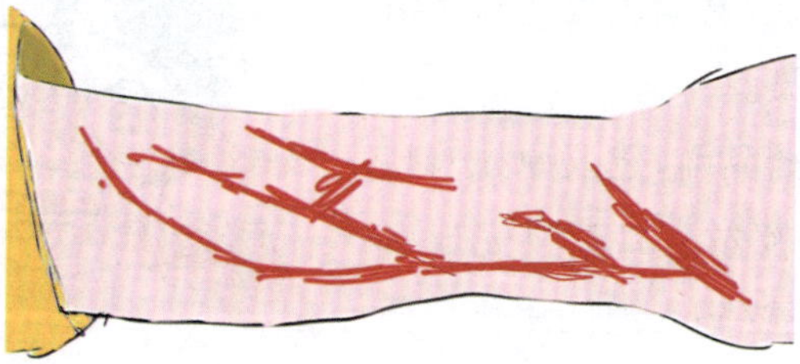

图1－4　化疗性静脉炎

建议一　导管选择听从护士建议。

护士会在用药前全面评估血管情况，根据你的病情、化疗方案，选择合适你的导管。

建议二　输液时肢体避免活动。

如你使用的是留置针，化疗药物输液袋的右上角会贴有红色警示标记，提醒你在化疗时避免肢体大幅度的活动，避免造成药物外渗。

建议三　预防静脉炎很重要。

芦荟具有清热解毒、活血化瘀、软化血管、促进新陈代谢、促进皮肤组织修复等多种功效，可有效防止静脉炎。患者可去花鸟市场买新鲜芦荟回家种植，使用时取长于患处的芦荟洗净，将纵面切开直接敷于患处，每日 3～5 次，每次 30 分钟。

喜疗妥可改善受伤部位的血氧供给保护细胞、促进组织修复。可在炎症部位沿血管方向涂擦，以按摩手法涂擦 3～5 分钟，每次 2～3 g，每日 2 次，直至静脉炎完全缓解。

如果各位患者静脉炎处的皮肤有破损，那以上两种方法就不可以使用了。

建议四　定期进行握拳运动。

平时还可以使用康复球进行握拳运动，加速血液循环和淋巴回流，减少化疗药物在局部的停留时间，方法为每次 10 分钟左右，每日数次，以捏扁康复球为宜。

八、骨髓抑制

大部分化疗药物在抑制肿瘤细胞的同时，对人体正常细胞也同样产生抑制。所以很容易在化疗后造成机体抵抗力的下降，所以各位患者一定要听从护士的建议，做好以下防范措施（图 1-5）。

建议一　定时随访血象。

患者出院后需遵照医生的出院小结，至少每周 1 次复查血常规，当血象有异常时，应进行相应的治疗。

建议二　做好个人防护。

尽可能避免去人多的公共场所，一定要外出时要做好保暖工作，戴好口罩。每次静脉或肌肉注射后，千万不能按一会就好了，一定要按压穿刺点在 10 分钟以上。若你使用抗凝药物，更需要酌情延长按压时间。

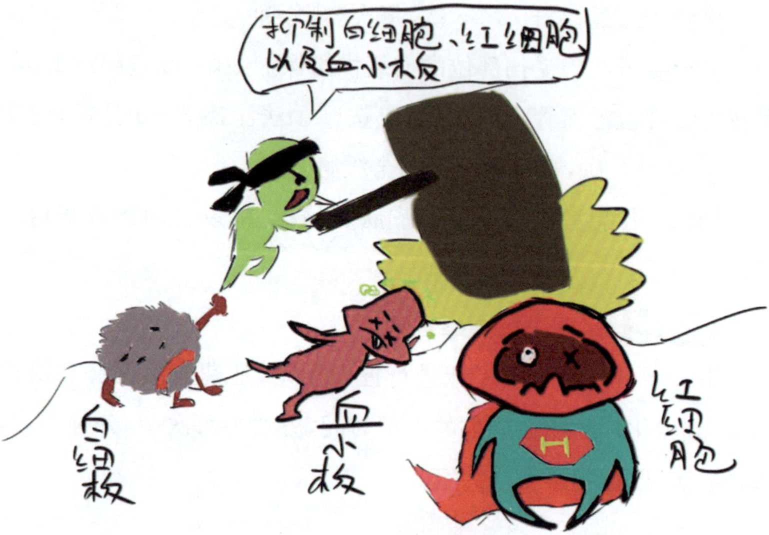
抑制白细胞、红细胞
以及血小板
白细板
血小板
红细胞

图 1－5　骨髓抑制

建议三　**个人卫生很重要。**

保持皮肤的清洁干燥，穿柔软、宽松的衣物。每日清洗会阴，便后及时清洗肛门，同时用柔软的纸擦拭，预防肛周感染。坚持每日饭前、饭后漱口，牙刷可以选择软毛牙刷，切忌漱口代替刷牙。

建议四　**合理的膳食。**

可以选择较柔软、易消化的食物，避免过热、过冷、过硬、刺激性食物。

九、脱发

化疗药物在杀伤肿瘤细胞的同时，也会对正常细胞产生不同程度的损伤，像蒽环类药物就会引起脱发，通常在第一次化疗后

2～3周发生。

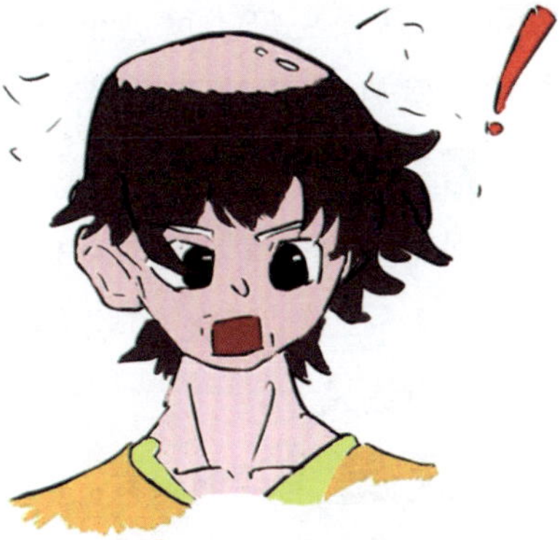

图1－6　脱发

脱发会严重影响形象，特别是一些女性患者，在化疗前会将这一情况告诉你，但患者也不需要太担心，脱发只是暂时性的，停止化疗后头发会重新生长(图1－6)。

建议一　合理的膳食。

注意饮食要清淡，少食刺激性食物，多吃新鲜水果、蔬菜等。避免长期进食纯糖类和脂肪类食物，以免加速毛囊损害。

建议二　避免对头皮的刺激。

脱发后，头皮会比较敏感，洗发应用温和无刺激的洗发液，水温不可过高，使用柔软的毛巾轻轻擦干。不可染发和烫发，也不要用温度高的吹风机吹头发。外出时可戴有帽檐的帽子或假发，避免头皮受阳光直射。

建议三　根据个人情况理发或戴帽子。

你可以在化疗前理短发，购买适合自己的假发或柔软的棉帽，也可以使用真丝丝巾包裹头部，这些都可以保护我们的头皮不受侵害。

十、发热

化疗后部分患者会出现发热的症状，这是由于化疗药物在杀死肿瘤细胞的同时，也杀死了正常细胞，此时人体内白细胞就会降低，从而免疫力就会低下，继而容易出现发热、病毒感染等（图 1－7）。

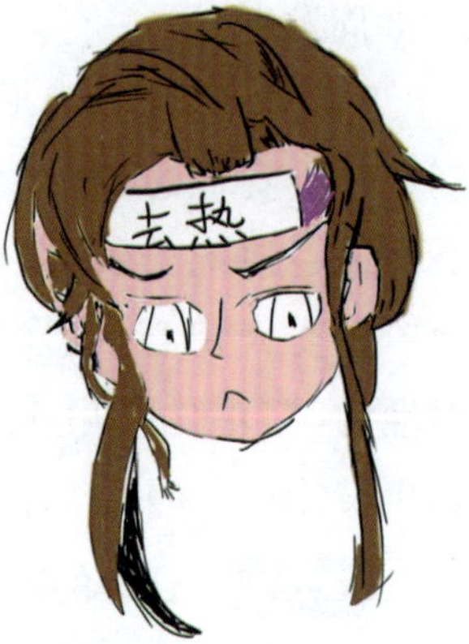

图 1－7　发热

建议一　定时开窗通风。

保持室内空气流通，每日可定时开窗通风 1～2 次，每次 30 分钟左右，但要避免对流风。

建议二　合理的膳食。

可以进食半流质、流质食物，如粥、馄饨、面条、牛奶等。化疗后需要多饮水，有利于药物的排泄及水分的补充。

建议三　注意清洁和保暖。

注意保暖，保持皮肤、衣裤及床铺的清洁干燥，如出汗后需要及时更换。

建议四　定时测量体温。

当体温在 38℃时，可使用冰袋放在额头上或腋下降温（如患者是使用避冷类的化疗药物则不能使用冰袋），也可以使用温水进行擦浴；体温大于 38.5℃时，需要在医生指导下进行药物治疗，如口服新癀片、吲哚美辛栓纳肛等。

十一、心脏毒性反应

蒽环类药物除了会引起脱发外，还会发生心脏毒性反应，有些患者表现为继发心律失常、心肌缺氧、心肌病变等。因此在使用蒽环类要药物时，应做好下列的防范措施。

建议一 **使用心脏保护剂。**

在蒽环类药物输注前的30分钟，我们会使用心脏保护剂右雷佐生，右雷佐生需要快速输注。

建议二 **用药时先慢后快。**

在使用药物的时候，需要先慢后快，一般我们会观察10分钟，若你没有任何不适症状，护士会逐渐增加输注的滴速，直至使用完成。

建议三 **出现不适及时告知。**

在用药的过程中，患者若出现气促、胸闷等不适症状，请不要担心，及时打床头铃通知护士，医生会给你相应的处理。

十二、手足综合征

有患者说，在口服了卡培他滨这类化疗药物后，手指和脚趾都发黑了，还有一些患者的手指和脚趾部位出现了溃疡和出血。这其实是卡培他滨、替吉奥、阿糖胞苷、多柔比星脂质体等化疗药物，伊马替尼、舒尼替尼、阿帕替尼、瑞戈非尼等靶向口服化疗药物的一个典型症状——手足综合征，主要表现为手足皮肤色素沉着，手指脚趾部位出现肿胀，大小不等的水泡、溃疡、出血伴疼痛等。各位患者也不要过于担心，做到以下几点可以预防手足综合征。

建议一 **涂抹保湿软膏。**

每天用温水浸泡手足10分钟后将凡士林软膏、羊毛脂软膏、尿素霜或维生素E霜等无刺激保湿液涂于患处，使水分吸附在受损皮肤表面，保持皮肤的湿润。

建议二 **穿着合适的鞋子。**

避免手和足部的摩擦和挤压，穿着合脚舒适的鞋子。使用能减震的鞋垫，患者在家中可以穿拖鞋。

建议三 **减少对手足的刺激。**

坐着或躺着的时候可以将手脚放在较高的位置，避免剧烈的运动和体力劳动。减少手足接触热水的次数，包括洗碗和热水澡等；减少与刺激性物质接触，如接触洗衣粉等刺激性洗涤剂。

建议四 **避免搔抓和剥离。**

出现瘙痒、脱皮时，应避免搔抓脱皮和角化过度皮肤及剥离脱屑。可以用消毒的剪刀剪去掀起的部分，以防皮肤破裂造成感染。出现水疱时要防止水疱破裂，预防感染；水疱已破裂者，应及时就医，给予清洁换药等处理直至痊愈。

建议五 **注意防晒。**

避免在阳光下暴晒，出门前可以涂抹 SPF≥30 的防晒霜或撑遮阳伞。

建议六 **合理预防用药。**

在服药期间可以经医生建议口服维生素 B_6 50～100 mg，每日3 次，预防手足综合征的发生或减轻症状。

建议七 **手足综合征患者什么情况下需要就诊？**

1 级手足综合征：疫情期间可继续服用抗肿瘤药物，密切观察症状变化。

2 级手足综合征：应及时联系医师，以决定是否需要减少抗肿瘤药物剂量或停药，视病情需要服用止痛药物缓解症状。请勿擅自内服药物，以免耽误病情。疫情期间就医不便，可采用在线问诊等远程就医方式。

3 级手足综合征：应暂停服用抗肿瘤药物，请及时就医。在医师指导下局部涂抹抗生素软膏预防感染，或对创面进行清洁换药以促进创面愈合。就医期间应做好自我防护。

十三、皮疹

许多患者在使用药物后出现了皮肤的红疹，也有些像痤疮或脓包之类的表现。其实皮疹是化疗药物和靶向药物最常见的不良反应之一，可分为过敏性皮疹和药物性皮疹。最多见于作用于 EGFR 的分子靶向和 PD－1 治疗药物引起的药物性皮疹，表现为丘疹脓包性或痤疮样皮疹，好发于面部、躯干部，一般在第一次用药后 1～2 周发生，并且每一次用药后都会加重皮疹症状。当发生 2 级皮疹时请及时来院就诊，但也不要过于紧张，一旦停药后，皮疹是会消退的。

建议一　穿着棉质舒适衣物。

应选择棉质、宽松、柔软的衣服，避免穿人工化纤所制的衣物，以免皮肤不透气。

建议二　避免对皮肤的刺激。

避免使用碱性肥皂或洗面奶等，每天用温水清洁皮肤，保持皮肤清洁。

建议三　防止皮肤感染。

局部皮肤瘙痒时，可选用 1％氢化可的松软膏或 1％克林霉素凝胶外涂，止痒且预防感染。禁止用手或针尖样物品去挤压、抓、抠痤疮，避免皮肤感染。

建议四 **做好保湿工作。**

做好皮肤的保湿工作，可以到药房购买无香料、无酒精、含维生素 E 的保湿霜涂擦，同时也可以增加保湿喷雾剂，避免皮肤干燥。

建议五 **做好防晒工作。**

外出时，应防止紫外线直接照射，可穿长袖，撑遮阳伞，戴有帽檐的帽子等，同时也可外涂 SPF≥30 的防晒霜。

建议六 **合理的膳食。**

应避免进食辛辣、油腻、甜腻的食物，平时要注意多饮水。

十四、高血压

1. 哪些药物容易引起高血压?

主要是抗肿瘤血管生成类靶向药物，小分子药物，如安罗替尼、阿帕替尼、瑞戈非尼、呋喹替尼、索拉非尼、舒尼替尼、阿昔替尼等；大分子抗体，如贝伐珠单抗、雷莫芦单抗等。

2. 出现哪些症状需要警惕高血压?

典型的临床表现包括：头晕、头痛、眼花、耳鸣、心悸、胸闷、气促、乏力等。更多的患者出现高血压时没有明显的不适症状，但如果血压控制不佳，持续升高，则会导致脑血管意外、心力衰竭、肾功能损害、眼底病变等并发症。

3. 哪些人群容易出现高血压?

公认的高危因素包括既往已有高血压、年龄超过 60 岁和肥胖人群(BMI≥25)，其他的危险因素还有：个人或家族心血管疾病史、肾脏或心脏疾病、血脂紊乱、糖尿病、蒽环类药物化疗史。

4. 如何预防药物性高血压？

建议一 **加强日常监测。**

居家自我观察是否出现高血压相关症状，每日清晨及睡前至少测量 2 次并记录血压变化情况，有条件的中午也可以测量 1 次。

建议二 **良好的生活方式。**

戒烟、限酒、减少钠盐摄入、保持适当运动、不建议预防性使用降压药物。

5. 出现高血压应该怎么办？

1 级高血压：生活方式干预，控制不佳可给予一种降压药治疗。

2 级高血压：给予一种降压药治疗，控制不佳可给予两种降压药联合治疗。

3 级高血压：2～3 种降压药联合治疗，并停用安罗替尼，直至血压恢复至 2 级或以下。

常用降压药物有五大类，应根据患者高血压的特点，是否合并糖尿病、冠心病等基础疾病，是否与其他药物如靶向药物之间存在相互作用，综合考虑后做出选择。建议患者至中山医院心内科门诊或肿瘤药学门诊咨询专业意见，确定最适合自己的降压治疗方案，切莫自行随意用药，以免因血压控制不佳影响抗肿瘤治疗。

十五、周围神经病变

1. 哪些抗肿瘤治疗药物容易导致周围神经病变？

草酸铂类如奥沙利铂，紫杉醇类如多西他赛、紫杉醇、白蛋白紫杉醇、紫杉醇酯质体等，长春碱类如长春新碱、长春地辛、长春瑞滨等，蛋白酶体抑制剂如硼替佐米、伊沙佐米，免疫调节药如沙利度胺。

2. 周围神经病变有哪些临床表现？

周围神经病变主要分为 3 类。

(1) 感觉神经病变(最常见，可以表现为脚趾、手指、脚后跟、手掌感觉迟钝、麻木、疼痛、烧灼感、针刺感、有一种好似戴着手套和穿着袜子的感觉)。

(2) 运动神经病变(往往合并重度感觉神经病变，主要表现为肌肉萎缩、痉挛、震颤、无力)。

(3) 自主神经病变(相对少见，主要表现为便秘、尿潴留、直立性低血压等)。

3. 如何改善和减轻周围神经病变？

我们可以通过 4 个方面措施来改善和减轻周围神经毒性的症状。

(1) 控制原发疾病：多发性骨髓瘤疾病本身病程进展也会出现周围神经病变，所以积极控制原发病对改善症状非常重要。

(2) 治疗药物调整：换一种周围神经毒性更轻的药物，或是调整药物给药剂量、给药时间、给药方式来缓解相关症状，谨遵医嘱就好。

(3) 补充营养物质：适当补充 B 族维生素(也可以补充叶酸、甲钴胺)、神经保护剂、抗氧化剂来减轻症状。疼痛明显时在医师或药师指导下口服镇痛药物。

(4) 做好基础护理：穿着宽松衣裤和鞋袜、加强手足护理、保持手足皮肤清洁和湿润。

另外需要提醒大家的是，不同药物的神经毒性还有特别需要注意的事项：比如使用奥沙利铂的患者，切记保暖，避免遇冷，冷水、冷风、冷物是万万碰不得的，否则会明显加重症状。长春碱类容易导致肠麻痹从而导致便秘、肠梗阻，一旦出现要及时就医给予灌肠、胃肠减压处理！

第二章

居家导管指导

一、外周静脉置入中心静脉导管

1. 什么是外周静脉置入中心静脉导管?

外周静脉置入中心静脉导管(peripherally inserted contral catheter,PICC)是一种经肘前的外周静脉穿刺置入上腔静脉的导管。根据导管材质的不同可以在体内留置3个月至1年。能将各种药物直接输送到中心静脉处,能迅速稀释药物浓度,避免刺激性药物对血管的损伤。置管部位一般为上臂、肘窝、前臂,一般不影响日常生活。

2. PICC适用于哪些人群?

(1) 需要长期静脉输液,但外周浅静脉条件差,不宜穿刺成功者。

(2) 需反复输入刺激性药物,如化疗药物。

(3) 长期输入高渗性或黏稠度较高的药物,如高糖、脂肪乳剂、氨基酸等。

(4) 需要输液泵控制滴速的患者。

(5) 需要反复输入血液制品,如全血、血浆、血小板等。

(6) 需要每日多次静脉抽血检查者。

3. PICC的优缺点

优点:穿刺风险小、穿刺成功率高、感染发生率低。

缺点:可能误入颈内静脉,外周穿刺静脉必须有合适的血管;

患者无导管所经血管放疗史、血栓史、手术史，未接受过穿刺侧乳腺癌根治术和腋窝淋巴结清扫术及无上腔静脉阻塞综合征的患者。

4. 做完导管后患者要注意什么？

一般置管后 24 小时内我们要注意观察：

(1) 穿刺点有无出血及红肿。

(2) 穿刺点上方有无发红、硬、出现条索状红线或疼痛。

(3) 前臂有无水肿或青紫。

(4) 置管 24 小时内穿刺侧手臂减少活动。

5. 长期置管的患者应该做到以下几点

(1) ≤7 天做一次 PICC 维护。

(2) 避免提重(≥5 kg 的物品)、举高、用力甩膀活动。

(3) 注意衣服袖口不宜过紧。

(4) 置管一侧避免测量血压及静脉穿刺。

(5) 洗澡可使用防水袖套或者用毛巾加保鲜膜包裹，只可淋浴(时间不超过 15 分钟)，不可盆浴。

(6) 普通 PICC 导管不可注射造影剂。

(7) 穿刺肢体可进行适度活动。

6. 如果发现下列问题，请及时就诊

(1) 伤口、手臂：红、肿、热、痛、活动障碍。

(2) 敷料：污染、潮湿、翘起、脱落。

(3) 导管：漏水、脱出、折断；输液时疼痛、输液停滴、缓慢。

目前 PICC 为肿瘤化疗患者提供了一条简便、有效的输液途径，已在临床上广泛应用。

二、静脉输液港

1. 什么是静脉输液港(PORT)?

输液港是一种通过皮下植入人体内的闭合静脉输液装置,可输注各种药物、补充液体、营养支持治疗、输血和血标本采集等适用于长期间断需要输液的患者,可解决患者频繁更换输液管道的痛苦,是肿瘤患者静脉输液、化疗的永久性通道。

每次使用时需插入导管专用无芯针,每个港体寿命可插入专用无芯针 3 000 次(2～5 年),而无芯针留置时间 5～7 天,PORT 在治疗间歇期每 28 天进行维护。

无芯针外用敷料固定,根据敷料的性质,透明敷料常规更换时间为 7 天,无纺布敷料更换时间为隔天。大量研究证明,输液港最常用于恶性肿瘤患者。

2. 输液港的优缺点

优点:可减少反复穿刺的痛苦和难度,减少对血管的损伤,输液港体积小,活动自由,与组织相容性好,患者可以洗澡和活动。

缺点:增加发生导管夹闭综合征的风险;因静脉输液港需要在局部麻醉下置管,取出时也要进行局部麻醉手术,为有创手术;费用较高,为全自费,部分医院也没有静疗门诊进行维护(图 2-1)。

输液港的大小就如同一个啤酒瓶盖那么大小,置入后不影响美观。

3. 输液港由哪些东西组成?

主要由皮下药盒(自封膜、储液槽、出口管)、连接器和导管系统组成。

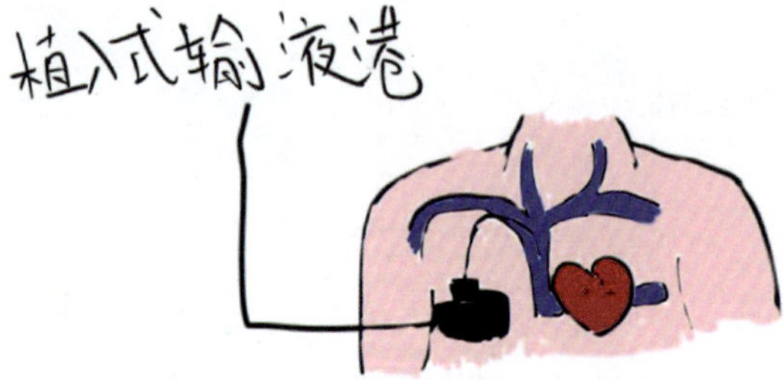

图 2-1　植入式输液港

4. 输液港的适应证

(1) 长期静脉输液。

(2) 肿瘤化疗。

(3) 完全胃肠外营养。

(4) 输血及血样采集。

5. 做完输液港后应该注意什么呢?

(1) 术后放置导管部位可能会出现紫斑、疼痛,需 1～2 周会消失。如有异常及时就诊。

(2) 治疗间歇期每 28 天需维护 1 次。

(3) 注意 CT、MRI、造影检查时,严禁使用此输液港作高压注射造影剂,防止导管破裂。

(4) 如肩部、颈部出现疼痛及同侧上肢浮肿或疼痛等症状,应及时回医院就诊。

(5) 如感到输液港的位置有所改变,及时回院就诊。

(6) 如住院治疗期间,需拔针后方可出院。

(7) 每次维护时带好维护手册,及时记录。

(8) 避免重体力工作,防止注射座翻转、导管扭转,以保证输液港使用寿命。

三、手臂输液港

1. 什么是手臂输液港(PICC－PORT)?

上一节我们介绍过了静脉输液港,是一种可植入皮下、长期留置于体内的输液装置,其由注射座(又称港体)和导管两部分组成,通过港体和导管输液港可以将几乎各种药物直接输送至中心静脉处。手臂输液港是近年来静脉输液港的一种新的植入方式,多以手臂贵要静脉、头静脉等植入导管,港座完全埋入手臂皮下。

每次使用时需插入导管专用无芯针,每个港体寿命可插入专用无芯针 3 000 次(2～5 年),而无芯针留置时间 5～7 天,PICC－PORT 在治疗间歇期每 28 天进行维护 1 次。

无芯针外用敷料固定,根据敷料的性质,透明敷料常规更换时间为 7 天,无纺布敷料更换时间为隔天。

2. 手臂输液港的优缺点

优点:导管入路在外周血管,能避免穿刺置管引起的血胸、气胸和夹闭综合征的风险;港座小使得切口小,隧道短,疼痛减轻;港座埋植于上臂,更符合美学要求且不受颈部局部血管条件限制。

缺点:因 PICC－PORT 同 PORT 一样都需要在局麻下置管,取出时也要行局麻手术,为有创手术;且部分医院也没有静疗门诊进行维护。

3. 手臂输液港需要注意什么?

(1) 术后放置输液港部位可能会出现紫斑、疼痛,需 1～2 周后消失。

(2) 输液港周围皮肤出现发红、肿胀、灼热感、疼痛等炎性反应，及时来院就诊。

(3) 不影响从事一般日常工作，家务劳动，轻松运动；避免用同侧手臂提过重的物品，不用同侧手臂做引体向上、托举哑铃、打球、游泳等活动度大的体育锻炼。

(4) 避免重力撞击输液港部位。

(5) 治疗间歇期每 28 天进行冲管、封管等维护 1 次。

(6) 严禁高压注射造影剂，防止导管破裂。

(7) 如感到输液港的位置有所改变，及时来院就诊。

(8) 如住院治疗期间，需拔针后方可出院。

(9) 每次维护时带好维护手册，及时记录。

四、导尿管

留置导尿管，听上去感觉很可怕，但其实是一件很简单的操作。简单来说是在无菌操作下，用导尿管经尿管插入膀胱内引出尿液，将导尿管保留在膀胱内，引流尿液的方法。

1. 什么情况下才会留置导尿管？

(1) 抢救危重患者，正确记录 24 小时尿量，以密切观察患者的病情变化；

(2) 盆腔手术前排空膀胱，避免手术中误伤；

(3) 某些泌尿系统疾病手术后留置尿管，以便于引流和冲洗，并减轻手术切口的张力，促进切口的愈合；

(4) 尿潴留或自己无法排尿者。

2. 既然留置了导尿管，我们要注意些什么？

首先我们先要了解尿液。尿液正常情况下每日应该有 1 500～

2 000 mL，如果：

(1) 每日＞2 500 mL，说明你处于多尿。

(2) 每日＜400 mL，说明你处于少尿。

(3) 每日＜50 mL，说明你处于无尿。

尿液的颜色正常为无色透明或淡黄色，澄清样。如果不是这样的性质，有可能是你的泌尿系统发生了变化，这时要引起你的重视。

3. 在留置导尿管期间，应该做到以下几点

(1) 保持导尿管引流通畅，避免受压、扭曲、堵塞。

(2) 保持尿道口清洁，每日应用清水擦洗 2 次，避免尿道口感染。

(3) 及时倾倒集尿袋里的尿液，并记录。

(4) 每周更换集尿袋 2 次，避免逆行感染。

(5) 置管期间要多喝水，每日 2 000～3 000 mL，以保证足够的尿量，增加内冲洗作用，以减少尿路感染的机会，同时也可以预防尿路结石的形成。

(6) 要下床活动时，可以取下尿袋，固定于裤腿的大腿处，避免集尿袋超过膀胱高度，防止尿液反流，避免感染。

(7) 留置尿管一般不超过 2 周，如需继续留管，需要更换导尿管。

4. 那什么时候可以拔管？

导管不是说拔就拔的，先得训练一下，得你自己有感觉了才可以考虑拔管。

我们可以先将导管用夹子夹住，让尿液停留在膀胱内，等待膀胱充盈时，如果你有想上厕所的感觉时，将夹子打开，让尿液引流

出，如此操作反复几次后，就可以考虑拔管了。拔管后如果你仍然没有自行解尿，必须及时通知医护人员，对症处理。

五、肾造瘘引流管

1. 什么是肾造瘘引流管？

盆腔肿瘤浸润、压迫、放疗损伤输尿管等因素常导致肾后性肾衰竭，患者体内代谢产物排出障碍，可迅速出现氮质血症，水、电解质、酸碱平衡紊乱。经皮肾穿刺造瘘术（percutaneous nephrostomy，PCN）是解除梗阻微创、操作快捷、引流充分、长期留管安全的治疗方法。

肾造瘘就是通过穿刺，把导管送到肾盂内，以行引流。适用于上尿路梗阻、肾积液、肾积脓及肾盂成形等手术后应用，以解决尿液改道，引流脓汁。

2. 适应证和禁忌证

适应证

（1）严重肾积水或积脓，肾功能严重受损，未能施根治性手术者。

（2）尿路梗阻性无尿，不能耐受复杂手术者。

（3）输尿管或肾脏手术需要同时引流尿液者。

（4）晚期肿瘤压迫上尿路。

禁忌证：非尿路梗阻引起的肾功能不良。

3. 置管期间需要注意什么？

（1）一般导管是留置在左右两侧的背部，导管末端外接引流袋，所以要做到妥善固定导管，防止扭曲、脱落，引流袋的固定应低于穿刺处 20～30 cm，防止引流液的逆流。

因为导管留置在背部，所以当要翻身时，容易引起导管的滑脱。如何避免这样的情况发生呢？

当躺在床上时，可以适当地调整导管的长度，每当翻身时，动作要缓慢，且要适当牵拉导管，以免因翻身动作过快将导管拔出。

每当下床活动时，不要什么都不取下就走，那样你的管子就将滑脱了。你可以先坐在床边，然后将袋子取下，放于同侧的衣服下角处，这样又可以低于伤口处，同时你也可以带管到处走动了。

(2) 每周需更换 2 次引流袋，避免感染。

(3) 每日应观察引流液的颜色、性质和总量，将这些观察的数据记录于记录本上，方便日后的观察。在记录肾造瘘的引流液的同时也要观察自己解尿的情况，这样有利于观察肾功能的情况。

一般肾造瘘引流出来的液体是澄清、黄色、无浑浊，如出现有红色的液体时，提示有出血的可能，这时你就得火速回医院就诊，以免耽误病情。

(4) 在家时要多饮水，冲洗尿路，防止尿路感染。

(5) 衣服要柔软舒适，避免穿紧身衣裤，以免压迫、摩擦伤口。

(6) 每日检查一下穿刺处的敷料是否清洁、干燥，如有渗血、渗液，应该及时回院就诊，避免伤口感染。

(7) 在家久了，你也可以去外面走走，参加一些简单而不累的活动，如慢走、练太极拳等，千万不要做一些剧烈的体育运动！

带管回家不可怕，只要小心点、慢一点、仔细点，就可以轻松在家休息了。

六、膀胱造瘘引流管

膀胱造瘘术是因尿道梗阻，在耻骨上膀胱作造瘘术，使尿液引流到体外，分为暂时性或永久性解决患者的排尿困难。

1. 永久性膀胱造瘘术适用于哪类患者？

主要用于尿道狭窄、尿道肿瘤、良性前列腺增生症、有尿潴留但尿液不能经尿道口引流尿液或行膀胱手术后需要永久性留置尿管者。由于此手术操作简便、对人体创伤小，越来越多的患者选择永久性膀胱造瘘术，但膀胱造瘘术后患者置管时间长，往往出院后带管回家，容易发生尿路感染、结石形成及膀胱挛缩等一系列并发症。

提高患者及主要照顾者的护理能力，对预防并发症的发生非常重要。让我们对并发症说“不”。

2. 首先在家期间，我们应该要注意些什么？

(1) 首先要保证每日的饮食和活动量。

每日的饮水量不少于 2 500 mL，多吃梨、西瓜等利尿水果，以保证每天有足够的尿量。晚上休息前要饮水约 500 mL，避免夜间尿液浓缩。

(2) 保持良好的个人卫生，衣服、被褥经常更换。

(3) 进食易消化、丰富纤维的食物，防止便秘。

平时多进食高蛋白质与高维生素的饮食，有利于增强免疫力。少进食含嘌呤高的食物，避免泌尿系结石形成。

(4) 不要随意服用抗生素以及对肾脏有较大影响的药物及保健品。

（5）根据自己身体情况适当进行锻炼，如练太极拳、跳广场舞等，提高身体素质。多参加有益身心的社交活动。

（6）长期卧床的患者，应做到勤翻身，每 2 小时翻身 1 次。注意翻身时保持引流管及引流袋与身体之间有足够空间，防止翻身时拽出。

3. 居家期间造瘘管有哪些地方需要注意的？

（1）环境要求：保持家庭室内清洁减少造瘘口污染机会，每日定时开窗通风、换气。

（2）造瘘口的护理：保持造瘘口敷料清洁无异味，造瘘口有分泌物时，及时给予清洗，每日 2 次用碘伏棉球进行造瘘口消毒，消毒范围为以造瘘口为中心，自内向外约 15 cm，同时消毒距造瘘口 10 cm 内的造瘘管。

观察该处皮肤黏膜有无红肿或者湿疹样改变，如有异常，请及时就诊。

皮肤黏膜有红肿，医生会给予莫匹罗星软膏（百多邦）局部涂抹；皮肤有湿疹样改变，用氧化锌软膏每天 2 次涂抹患处。

（3）造瘘管的护理：妥善固定造瘘管，防止因尿液引流不畅导致感染、结石等发生；应在医院更换造瘘管，一般 6～8 周更换 1 次。

（4）引流管的护理：连接引流袋的位置应低于造瘘口 10 cm 以下，防止尿液逆行感染；引流管应妥善固定，保持尿液引流通畅；普通引流袋 1～2 天更换 1 次，抗反流引流袋每周更换 1 次，更换引流袋时需严格消毒造瘘管与引流管交接处。

（5）引流袋的护理：引流袋上贴标签，标明更换日期，以免忘记时间。平时袋中尿液达 2/3 时，应及时排放。更换体位时，应注意引流袋的位置，防止尿液逆行感染。

4. 置管期间有哪些并发症？

泌尿系感染是膀胱造瘘术后最常见的并发症，留置造瘘管在解决尿潴留的同时，也为细菌进入膀胱提供了捷径。

学会观察尿液，如尿液有无混浊、有无絮状物形成等。尿液有混浊提示发生膀胱炎或尿路感染，应到医院做尿常规、尿培养。尿中有血或脓也应及时就诊。可增加饮水量，以增加尿量达到生理性内冲洗的作用。

5. 在家期间造瘘管脱出、不通畅、出血，该怎么办？

(1) 记录下造瘘管在皮肤之外的刻度，每日核对，或者在造瘘管上做一个标记。如果出现长度增加，脱出，需要及时就诊，重新固定或更换造瘘管。

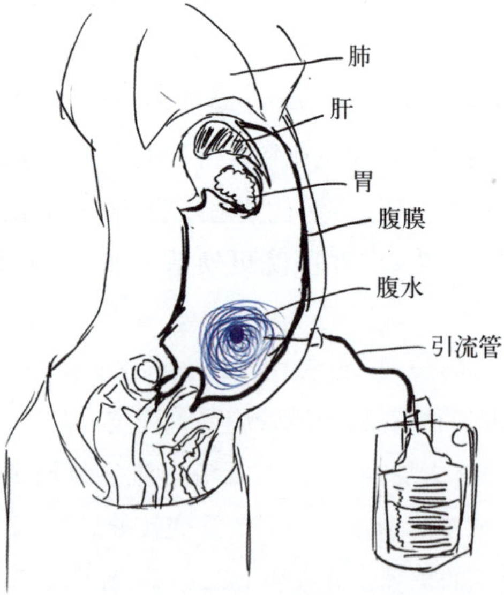

图 2-2　膀胱造瘘引流管

与造瘘管连接的引流管及尿袋不能有张力，避免患者在活动中拉扯造瘘管而引起脱出。在睡觉时，引流袋可固定在床边，走路时可固定在衣服上。

(2) 如果发现引流不通畅时，如果有明显尿意，而造瘘管中没有尿液流出就可能是造瘘管不通畅，就必须及时回医院就诊。

(3) 血尿常是因为造瘘管对膀胱内壁的刺激而导致的，一般不需要特殊处理，多饮水，密切观察即可。如长时间发生血尿，可增加饮水量，若血尿仍未缓解，应尽早就医(图 2-2)。

七、胆管引流管

1. 什么是胆管引流管？

梗阻性黄疸是由于胆道受到恶性肿瘤的影响，使得胆汁分泌减少，不能够有效分解胆红素而引起的，因此对于梗阻性黄疸进行引流减压解除梗阻是治疗黄疸、降低患者的死亡率的关键。目前，对于梗阻性黄疸采用经皮肝穿刺胆道引流术治疗是临床上常用的方法，可以有效减轻患者的黄疸。

胆管引流管(percutaneous transhepatic cholangial drainage, PTCD)是在X线或B超引导下经皮经肝用穿刺针穿入梗阻上游的扩张胆管，注入造影剂可使胆管显影，穿刺成功后将穿刺导管留置在梗阻上游的胆管内作引流。一般留置时间≥2周左右。

2. 因PTCD留置时间较长，如何做好居家的导管护理？

置管后的患者因为胆汁外流后，对脂肪的消化吸收能力明显降低，首先在饮食上要注意低脂、清淡、易消化饮食，避免辛辣刺激、粗糙油腻的食物，同时注意营养的搭配，例如瘦肉、鱼肉、虾肉、果蔬等。多进食富含维生素及优质蛋白质的食物，避免高脂饮食，以免引起消化不良。要多饮水，以利于冲洗尿中过量的胆盐淤积。

3. 导管该做点什么？

(1) 一般导管是外接引流袋于体外，所以要做到妥善固定导管，防止扭曲、脱落，引流袋应低于穿刺处 20～30 cm，防止引流液的逆流。

(2) 每周需更换 2 次引流袋，避免感染。

(3) 每日应观察胆汁引流液的色、质、量，并用记录本将每日的胆汁引流液记录一下，以便今后观察。一般正常人每日胆汁量为 800～1 000 mL，呈黄绿色、清亮、无沉渣、有一定的黏性。

(4) 伤口敷料每日应该在镜前自我检查一下，看一下伤口的敷料是否清洁、干燥，如有渗血、渗液，应及时回院就诊，避免伤口感染。

4. 若胆汁量突然减少甚至无胆汁引流出，提示以下几种可能

(1) 引流管阻塞。

(2) 导管受压、扭曲、折叠。

(3) 导管滑脱。

当出现导管受压、扭曲、折叠时，只需要将导管整理一下，使其通畅即可。但是当出现阻塞和滑脱时，就得及时回医院就诊处理了。

总之居家期间，发现异常请及时回院就诊，以免耽误病情。

八、鼻胃管(鼻饲管)

1. 什么是鼻胃管(鼻饲管)？

胃管是由鼻孔插入，经由咽部，通过食管到达胃部，多是用来

引流胃液，也可以用来往胃里注入液体提供给患者必需的食物和营养，能保证足够的营养摄入，维持机体内环境平衡。

但患者不可能长期住院治疗，在稳定或药物治疗结束后需出院居家康复，需要长期鼻饲以保证患者的营养需求。如果鼻饲操作护理不当，也会引起一些不良事件及并发症，影响患者的康复。

2. 适用于哪些患者？

如食管狭窄、胃肠近端梗阻、胃肠功能障碍、吞咽困难或某些肿瘤患者等。

3. 在家期间鼻饲需要准备哪些物品？

量杯、注射器、榨汁机、纱布、口腔护理刷、胶布等（需要提前自行购买哦）。

4. 鼻饲管有哪些需要注意了解的？

（1）鼻饲管及胃管应妥善固定于鼻尖和脸颊处，防止滑出。导管外露部分应用胶布妥善固定，胶布应每天更换，更换时需将皮肤擦净，建议每次更换部位不要贴于同处，更换胶布时避免牵拉导管。

（2）胃管更换时间：胃管留置时间过长或胃管本身质地导致胃管与黏膜粘连，胃管对黏膜的压迫也可能导致黏膜缺血坏死，留置适宜时间是21～30天。频繁更换胃管不仅给患者带来痛苦，也增加了感染机会。

5. 鼻饲时有哪些需要注意的？

（1）鼻饲前应注意观察导管的外露刻度，患者有剧烈咳嗽或恶心呕吐，容易使胃内压增高引起反流现象，有可能使导管脱出盘在嘴内。保证胃管的通畅，搬动或翻动患者时应防止导管滑脱或反折。

(2) 鼻饲前应先抬高床头 30°～40°或坐位，鼻饲后保持原体位 30～60 分钟，避免反流、呛咳、呕吐。

(3) 通过鼻饲管灌注药物时，应先将药物碾碎，溶解后再灌入。

(4) 每次注射鼻饲时应反折胃管末端，注入前应排空注射器内空气。

(5) 鼻饲前后都需要用足量的温开水冲洗管道，防止导管堵塞。两餐之间可鼻饲温开水，以保证水的摄入量。

6. 鼻饲液需要如何准备？

(1) 鼻饲液除了厂家配送的鼻饲液外，还可以选择富含多种维生素、易于消化的流质食物，以保证机体水、电解质及能量的补充，防止营养失衡。

可选用牛奶、豆浆、米粥汤、鸡蛋、菜汤、鱼汤等，对于胃肠道功能欠佳的患者不建议给予牛奶、豆浆等。维生素类可选用胡萝卜、番茄、芹菜等榨汁后注入，夏天还可以给予西瓜汁等饮料。

(2) 榨汁后需用纱布过滤，防止堵管。鼻饲液应加温至 38～40℃，可用手臂前内侧试温，以不觉得烫为准，每日鼻饲 5～7 次，每次间隔 3～4 小时，每次鼻饲量不超过 200 mL。

7. 鼻饲前首先保证胃管在胃内，在家期间该如何判断？

我们可以在鼻饲前先回抽，抽出胃液或胃内容物。若抽出的液体呈红色或暗红色，提示存在出血，请暂停鼻饲及时就医；若抽出鼻饲液且量＞150 mL，则提示有胃潴留应暂停鼻饲，延长间隔时间，或减少鼻饲量。询问患者有无腹胀等不适后才可进行鼻饲饮食。如抽出正常胃液或少量的鼻饲液，那我们就可以放心地开始鼻饲饮食啦。

8. 长期留置胃管鼻饲的患者会出现哪些并发症?

(1) 误吸:一旦发生误吸,应立即停止鼻饲,取右侧卧位,抽出胃内容物,保持头部偏向一侧,卧床休息。如情况严重,出现呼吸困难,应立即就医。

(2) 堵管:保证鼻饲液是细腻无颗粒的流质,鼻饲前后用温开水 20 mL 冲洗管道。冲洗时采取脉冲式方法推注温开水,即每推注 3～5 mL,暂停 1 秒,再推注 3～5 mL,如此反复进行。

(3) 鼻黏膜机械性损伤:每日清洁鼻腔,滴入适量液状石蜡油润滑;每日观察鼻腔,如局部红肿、疼痛明显时,应来院就诊给予更换胃管至对侧。

(4) 腹泻:每日解稀便>3 次,应少量多餐,减少鼻饲液的量,鼻饲液每日配置,所有容器进行煮沸消毒,必要时给予止泻剂来改善腹泻。减慢推注速度,对于胃肠道功能欠佳的患者不建议给予牛奶、豆浆等。

(5) 胃潴留:每隔 4 小时抽胃液 1 次,如抽出胃内容物≥100 mL,则属于胃潴留,应延长鼻饲间隔时间;每次鼻饲液应<200 mL,每次间隔>2 小时,鼻饲结束后保持原体位 30 分钟方可平卧。同时根据病情增加活动或翻身次数,促进肠蠕动,对于胃潴留严重者要及时就医。

第三章

常用抗肿瘤药物指导

本篇所介绍的均为临床治疗肿瘤的常用药物，用药剂量为药品说明书推荐的常规治疗剂量，仅供参考。在临床实际应用过程中，医生会根据患者的一般情况和耐受性进行一定的调整，制定个体化的用药方案，患者需要遵照医嘱用药，不可随意改变药物剂量和服药次数。肿瘤患者如果还患有其他疾病，也需要使用药物（口服或注射）时，应将自己的病情和常用药物告诉医生，以避免发生因药物之间的相互作用导致的不良反应。

一、呼吸系统恶性肿瘤

肺癌是世界上最常见的恶性肿瘤，发病率和死亡率均位居第一，其中非小细胞肺癌（包括鳞癌、腺癌和大细胞癌）占所有肺癌的80％以上。在我国，随着工业化、城市化的进展所致的空气污染以及吸烟率的居高不下，肺癌的发病率和病死率呈明显上升趋势。尽管与小细胞癌相比，非小细胞肺癌肿瘤细胞生长分裂较慢，扩散转移相对较晚，但肺癌早期往往没有明显症状，多数患者确诊时已属晚期。随着病理学诊断和基因分子分型技术的发展，肺癌治疗手段愈加精准和丰富，携带相应驱动基因的患者如果使用针对性的靶向药物治疗，可以获得更好的治疗效果和更好的耐受性。

随着特异性基因突变位点研究的深入和相应靶点药物研发的进展，一批批口服靶向药物如雨后春笋般出现并投入临床使用。

表皮生长因子受体(EGFR)基因敏感突变、间变性淋巴瘤激酶(ALK)融合阳性或 *c-ros* 癌基因1(ROS1)融合阳性这3类基因突变在我国人群中最常见,同时也已研发出大量成熟的靶向药物可供临床使用。*RET* 重排、*BRAF V600E* 突变、*HER2* 扩增、*KRAS* 突变、*MET* 扩增、*NTRK* 融合等基因突变也已陆续有相应靶向药物在国内外获批上市。

EGFR 突变在我国肺腺癌患者中突变阳性率接近一半,可谓是"黄金"突变,相应药物研发也最快最多,第一代靶向药物吉非替尼、厄洛替尼、埃克替尼,第二代靶向药物阿法替尼、达可替尼,第三代靶向药物奥希替尼、阿美替尼都已在临床被广泛使用。ALK 融合阳性也是常见突变,目前第一代靶向药物克唑替尼,第二代靶向药物阿来替尼、塞瑞替尼是主要治疗药物,同时对 ROS1 融合阳性也有效。

1. 吉非替尼

(1) 规格:250 mg。

(2) 用法用量

推荐剂量

250 mg,每日1次。

服用方法

是否必须空腹服用:空腹或与食物同服均可。

是否必须整片服用:当不能整片给药时(如患者只能吞咽液体),可将片剂分散于半杯饮用水中(不能用碳酸饮料),无须压碎,搅拌至完全分散后,马上喝下,再用半杯水冲洗杯子并喝下。也可通过鼻胃管给予药液。

漏服是否可以补服:如果漏服1次,应在记起后尽快服用,但如果距离下次服药时间不足12小时，则不应再补服。也不可为了弥补漏服剂量而在下次服用加倍剂量。

（3）药物不良反应

常见不良反应

皮肤黏膜反应、蛋白尿、食欲下降、腹泻、恶心、呕吐、肝功能异常、眼部疾病等。

严重不良反应

间质性肺炎。

（4）药物相互作用

避免与CYP3A4强诱导剂（如利福平）或强抑制剂（如伊曲康唑等唑类抗真菌药）联合使用。

避免与能显著且持续升高胃液pH的药物（如××拉唑和××替丁）联合使用，否则可能降低吉非替尼的疗效。

服用华法林的患者应定期监测凝血酶原时间或国际标准化比值的改变，吉非替尼可能增加出血事件。

与长春瑞滨同时服用，可能会加重长春瑞滨引起的中性粒细胞减少。

2. 厄洛替尼

（1）规格：100 mg；150 mg。

（2）用法用量

推荐剂量

150 mg，每日1次。

服用方法

是否必须空腹服用：需空腹服用，至少在进食前1小时或进食后2小时服用。

(3) 药物不良反应

常见不良反应

皮肤干燥、皮肤瘙痒、甲沟炎、皮疹、黏膜炎症、角膜炎和结膜炎、肌肉骨骼痛、腹泻、体重下降。

严重不良反应

间质性肺炎、急性肾衰竭、肝衰竭、心肌梗死/心肌缺血、胃肠道穿孔等。

(4) 药物相互作用

CYP3A4 强抑制剂(如伊曲康唑等唑类抗真菌药)和 CYP1A2 抑制剂(环丙沙星、氟伏沙明)可降低厄洛替尼代谢,使其血药浓度升高,应避免合用。

CYP3A4 强诱导剂(如利福平、苯妥英、卡马西平、巴比妥类或圣约翰草)可提高厄洛替尼代谢,显著降低其血药浓度,应避免合用。

应避免厄洛替尼与减少胃酸产生的药物(如××拉唑和××替丁)合用,否则可能降低厄洛替尼的疗效。

服用华法林的患者应定期监测凝血酶原时间或 INR 的改变,厄洛替尼可能增加出血事件。

厄洛替尼会增加铂类药物的浓度;卡培他滨可能会增加厄洛替尼的浓度。

厄洛替尼可能增加他汀类药物引起的肌病包括罕见的横纹肌溶解症的发生率,合用时需谨慎。

吸烟会降低厄洛替尼的疗效,建议吸烟者戒烟。

3. 埃克替尼

(1) 规格:125 mg。

(2) 用法用量

推荐剂量

125 mg,每日 3 次。

服用方法

是否必须空腹服用：空腹或与食物同服,高热量食物可能明显增加药物的吸收。

(3) 药物不良反应

常见不良反应

皮疹、腹泻、肝功能异常。

严重不良反应

间质性肺炎。

(4) 药物相互作用

与下列药物合用时应注意：CYP2C19 诱导剂(如氨鲁米特)和 CYP3A4 诱导剂(如奈夫西林、奈韦拉平、苯巴比妥和利福霉素类);CYP2C9 底物(如华法林)和 CYP3A4 底物(如苯二氮䓬类、钙通道阻断剂、那格列奈、麦角碱衍生物等)。

4. 阿法替尼

(1) 规格：20 mg;30 mg;40 mg;50 mg。

(2) 用法用量

推荐剂量

40 mg,每日 1 次。

服用方法

是否必须空腹服用：需空腹服用,不应与食物同服,至少在进食前 1 小时或进食后 3 小时服用。

是否必须整片服用：应整片用水吞服。

(3) 药物不良反应

常见不良反应

皮疹、手足综合征、甲沟炎、腹泻、口腔炎、恶心、呕吐。

严重不良反应

肝功能异常、肺炎。

(4) 药物相互作用

与P-gp强抑制剂(环孢素、他克莫司、酮康唑、伊曲康唑、红霉素、维拉帕米、利托那韦、奈非那韦、沙奎那韦和胺碘酮)联合使用时，建议先服用阿法替尼。

5. 奥希替尼

(1) 规格：40 mg;80 mg。

(2) 用法用量

推荐剂量

80 mg，每日1次。

服用方法

是否必须空腹服用：每日相同时间服用，空腹或与食物同服均可。

是否必须整片服用：应整片用水送服，不应压碎、掰断或咀嚼。如果患者无法吞咽药物，则可将药片溶于50 mL水(不能用碳酸饮料)中，无需压碎，搅拌至完全分散后，马上喝下，再用半杯水冲洗杯子并喝下。经鼻胃管喂饲时，最初溶解药物时用水15 mL，后续残余物冲洗时再用15 mL或适量的水冲洗鼻胃管，所有溶液应在30分钟内服用。

漏服是否可以补服：如果漏服1次，应在记起后尽快服用，但如果距离下次服药时间不足12小时，则不应再补服。

(3) 药物不良反应

常见不良反应

骨髓抑制、皮肤反应、腹泻、口腔炎。

严重不良反应

间质性肺炎、脑血管意外/脑梗死、Q—T 间期延长、心肌收缩力下降。

(4) 药物相互作用

强效 CYP3A4 诱导剂(如苯妥英、利福平、卡马西平、圣约翰草)和 CYP3A4 中度诱导剂(如波生坦、依法韦仑、依曲韦林和莫达非尼)可导致奥希替尼浓度降低,应避免联合使用。

与依赖 P-gp 代谢且治疗指数较窄的药物(如地高辛、达比加群、阿利吉仑等),应进行密切监测,以便及时发现因合并用药的暴露量增加。

6. 阿美替尼

(1) 规格:55 mg。

(2) 用法用量

推荐剂量

110 mg,每日 1 次。

服用方法

是否必须空腹服用:每日相同时间服用,空腹或与食物同服均可。

是否必须整片服用:应整片用水送服,不应咀嚼或压碎。如果患者无法吞咽药物,则可将药片溶于 50 mL 水(不能用碳酸饮料)中,无须压碎,搅拌至完全分散后,马上喝下,再用半杯水冲洗杯子并喝下。经鼻胃管喂饲时,最初溶解药物时用水 15 mL,后续残余物冲洗时再用 15 mL 或适量的水冲洗鼻胃管,所有溶液应在

30 分钟内服用。

漏服是否可以补服：如果漏服 1 次，应在记起后尽快服用，但如果距离下次服药时间不足 12 小时，则不应再补服。

(3) 药物不良反应

常见不良反应

皮疹、瘙痒、口腔炎、腹泻、贫血、肌肉骨骼及关节疼痛、心律失常和蛋白尿。

严重不良反应

间质性肺炎、Q—T 间期延长、心肌收缩力下降、肺栓塞等。

(4) 药物相互作用

慎与 CYP3A4 强抑制剂(如克拉霉素等大环内酯类抗菌药、伊曲康唑等唑类抗真菌药、洛匹那韦等抗 HIV 蛋白酶抑制剂等)合用。

慎与 CYP3A4 强诱导剂(如利福平、卡马西平、苯妥因、圣约翰草等)合用。

7. 克唑替尼

(1) 规格：200 mg;250 mg。

(2) 用法用量

推荐剂量

250 mg，每日 2 次。

服用方法

是否必须空腹服用：空腹或与食物同服均可。

是否必须整片服用：胶囊应整粒吞服。

漏服是否可以补服：如果漏服 1 次，应在记起后尽快服用，但如果距离下次服药时间不足 6 小时，则不应再补服。如果在服药后呕吐，则在正常时间服用下一剂药物。

(3) 药物不良反应

常见不良反应

胃肠道反应如腹泻、呕吐、视力障碍、味觉障碍、头痛、水肿、肝功能异常等。

严重不良反应

间质性肺炎、肝毒性。

(4) 药物相互作用

避免与强效 CYP3A 抑制剂(克拉霉素、茚地那韦、伊曲康唑、酮康唑、奈法唑酮、奈非那韦、利托那韦、沙奎那韦、伏立康唑、西柚或西柚汁)合用或减少克唑替尼剂量。

避免与强效 CYP3A 诱导剂(卡马西平、苯巴比妥、苯妥英钠、利福平、利福布汀和圣约翰草)合用。

慎与 CYP3A 底物(奎尼丁、西罗莫司和他克莫司)合用。

避免合并使用可延长 Q—T 间期的药物。

避免合并使用可引起心动过缓的药物(如××洛尔、××地平、可乐定和地高辛)。

8. 阿来替尼

(1) 规格：150 mg。

(2) 用法用量

推荐剂量

600 mg(4 粒胶囊)，每日 2 次。

服用方法

是否必须空腹服用：应随餐服用。

是否必须整片服用：胶囊应整粒吞服，不应打开或溶解后服用。

漏服是否可以补服：如果漏服 1 次，应在记起后尽快服用，但如果距离下次服药时间不足 6 小时，则不应再补服。如果在服药后呕吐，则在正常时间服用下一剂药物。

(3) 药物不良反应

常见不良反应

便秘、水肿、恶心、贫血。

严重不良反应

间质性肺炎、肝毒性、重度肌痛。

(4) 药物相互作用

慎与增加 P－gp 或 BCRP 转运蛋白底物血浆浓度（如地高辛、达比加群、甲氨蝶呤）等合并用药，如需使用应加强监测。

9. 塞瑞替尼

(1) 规格：150 mg。

(2) 用法用量

推荐剂量

450 mg，每日 1 次。

服用方法

是否必须空腹服用：每日相同时间服用，应随餐服用。

漏服是否可以补服：如果漏服 1 次，应在记起后尽快服用，但如果距离下次服药时间不足 6 小时，则不应再补服。如果在服药后呕吐，则在正常时间服用下一剂药物。

(3) 药物不良反应

常见不良反应

肝功能异常、疲劳、贫血、便秘、食欲减退。

严重不良反应

高血糖、腹泻、腹痛、胃出血、恶心、呕吐、Q—T 间期延长。

(4) 药物相互作用

避免与强效 CYP3A 抑制剂(如卡马西平、苯巴比妥、苯妥英、利福布汀、利福平、圣约翰草等)联合使用。

避免与抑制胃酸药物(如××拉唑和××替丁)联合使用。

10. 安罗替尼

(1) 规格：8 mg;10 mg;12 mg。

(2) 用法用量

推荐剂量

12 mg,每日 1 次。连续服药 2 周,停药 1 周,每 3 周(21 天)为一个疗程。

根据不良反应程度,在医师指导下可调整为 10 mg,每日 1 次,连服 2 周,停药 1 周;不能耐受继续调整为 8 mg,每日 1 次,连服 2 周,停药 1 周;仍无法耐受,则永久停药。

服用方法

是否必须空腹服用：每日早餐前口服。

漏服是否可以补服：如果漏服一次,应在记起后尽快服用,但如果距离下次服药时间不足 12 小时,则不应再补服。

(3) 药物不良反应

常见不良反应

高血压、乏力、手足皮肤反应、口咽疼痛、口腔炎、呕吐、恶心和腹痛、肝功能异常、咳嗽、呼吸困难、甲状腺功能异常、高血脂和蛋白尿等。

严重不良反应

出血、血栓、气胸、Q—T 间期延长和间质性肺炎等。

(4) 药物相互作用

应避免与 CYP1A2 强抑制剂(环丙沙星、依诺沙星、氟伏沙明等)及诱导剂(孟鲁司特、奥美拉唑、莫雷西嗪等)和 CYP3A4 强抑制剂(酮康唑、伊曲康唑、克拉霉素、伏立康唑、泰利霉素、沙奎那韦、利托拉韦等)及诱导剂(利福平、利福布汀、利福喷汀、地塞米松、苯妥英、卡马西平或苯巴比妥等)同时使用。

应避免与经 CYP3A4、CYP2B6、CYP2C8、CYP2C9 和 CYP2C19 酶代谢的窄治疗范围的药物(如经 CYP3A4 代谢的阿芬太尼和麦角胺,经 CYP2C9 代谢的华法林等)同时使用。

11. 依托泊苷

(1) 规格:25 mg。

(2) 用法用量

推荐剂量

175～200 mg,每日 1 次口服,连续服药 5 天,停药 21 天,为 1 个疗程。

或 50～75 mg,每日 1 次口服,连续服药 21 天,停药 7 天,为 1 个疗程。

药量及疗程根据病情和症状的严重性遵医嘱适当增减。

服用方法

是否必须空腹服用:建议空腹服用。

是否必须整片服用:胶囊应整粒吞服。

(3) 药物不良反应

常见不良反应

脱发、贫血、中性粒细胞减少、血小板减少、食欲减退、腹泻、恶心、呕吐。

严重不良反应

肝功能异常、过敏反应、Stevens - Johnson 综合征、代谢性酸中毒、癫痫发作等。

(4) 药物相互作用

与其他抗肿瘤药物或放疗合用,可能增加骨髓抑制。

二、血液系统恶性肿瘤

血液系统恶性肿瘤的发生率较实体瘤稍低,主要包括白血病、淋巴瘤(包括霍奇金淋巴瘤和非霍奇金淋巴瘤)和多发性骨髓瘤 3 类,长期以来化疗一直都是主要治疗手段。伊马替尼的横空出世使许多白血病患者无须经历化疗,也能长期稳定控制疾病。费城染色体阳性的慢性髓性白血病的慢性期、加速期或急变期、费城染色体阳性急性淋巴细胞白血病患者都能从伊马替尼的治疗中获益。对于伊马替尼耐药后的患者,达沙替尼、尼洛替尼可供选择。多发性骨髓瘤患者主要依赖于蛋白酶体抑制剂和免疫调节药物,伊沙佐米和来那度胺分别是这两类药物口服剂型的典型代表。对于淋巴瘤尤其是非霍奇金淋巴瘤的治疗,利妥昔单抗是中流砥柱,但伊布替尼和泽布替尼的面世,给套细胞淋巴瘤和慢性淋巴细胞白血病/小淋巴细胞淋巴瘤患者带来更多选择。

1. 环磷酰胺

(1) 规格:50 mg。

(2) 用法用量

推荐剂量

剂量根据体重计算(2～4 mg/kg),每日 1 次口服,连续服药

10～14 天,停药 1～2 周,为 1 个疗程。

服用方法

是否必须空腹服用：如无特殊指示,建议每日晨间相同时间服用,可与食物同服或空腹口服。

是否必须整片服用：肠溶衣片或糖衣片应整片吞服。大量饮用水,并时常排尿。

漏服是否可以补服：如果漏服 1 次,应在记起后尽快服用,但如果距离下次服药时间不足 12 小时,则不应再补服。切勿在同一时间或短时间内重复服用 2 次剂量。

(3) 药物不良反应

常见不良反应

中性粒细胞减少、食欲减退、恶心、呕吐、出血性膀胱炎、脱发、口腔炎、肺纤维化等。

严重不良反应

致死性心力衰竭、继发恶性肿瘤等。

(4) 药物相互作用

与抗痛风药(如别嘌醇、秋水仙碱、丙磺舒等)同用时,应调整抗痛风药剂量。

与糖皮质激素类(××松)、大剂量巴比妥类同用时,可增加环磷酰胺急性毒性。

2. 依托泊苷

见第三章一、呼吸系统恶性肿瘤 11. 依托泊苷。

3. 来那度胺

(1) 规格：5 mg;10 mg;15 mg;25 mg。

(2) 用法用量

推荐剂量

在每 28 天治疗周期里的第 1～21 天，每日口服 25 mg。地塞米松则在每 28 天治疗周期的第 1、8、15 和 22 天口服 40 mg。

对于肌酐清除率<60 mL/min 的患者，来那度胺剂量应做如下调整(表 3-1)。

表 3-1 不同肾功能的患者来那度胺剂量调整

肾 功 能	来那度胺剂量
肌酐清除率≥30 mL/min 但<60 mL/min	每 28 天周期第 1～21 天，口服 10 mg/d
肌酐清除率<30 mL/min，不需要透析	每 28 天周期，隔日(即 1、3、5、7 天以此类推)口服每次 15 mg，治疗 3 周
肌酐清除率<30 mL/min，需要透析	每 28 天周期第 1～21 天，口服 5 mg/d。透析治疗当日，应透析结束后口服

是否必须空腹服用：每日相同时间服用，空腹或与食物同服均可。

是否必须整片服用：不应打开、破坏和咀嚼胶囊，应将胶囊完整吞服，最好用水送服。

漏服是否可以补服：若某次错过规定的服药时间<12 小时，可补服该次用药；若某次错过规定的服药时间>12 小时，则不应再补服该次用药，而应在第 2 天的正常服药时间服用下一剂量。不要因为漏服而同时服用加倍剂量。

(3) 药物不良反应

常见不良反应

疲乏、腹泻、便秘、食欲减退、贫血、中性粒细胞减少、血小板减少、上呼吸道感染、肌肉痉挛、恶心、皮疹、外周水肿、失眠等。

<u>严重不良反应</u>

深静脉血栓、中性粒细胞减少、贫血、血小板减少、肺炎、房颤、充血性心力衰竭、低钾血症、燃瘤反应和肿瘤溶解综合征等。

（4）药物相互作用

促红细胞生成类药物或其他药物（如激素替代治疗）可能会使血栓风险升高，应谨慎联合使用。

因为无法排除联合地塞米松治疗会造成口服避孕药药效降低的可能性。必须采取有效措施来避免怀孕。

与华法林和地高辛合用时，建议密切监测华法林和地高辛的浓度、凝血酶原时间（PT）。

与他汀类药物合用时，会增加横纹肌溶解的风险，在开始治疗时需要加强监测。

4. 伊沙佐米

（1）规格：2.3 mg；3 mg；4 mg。

（2）用法用量

<u>推荐剂量</u>

在每28天治疗周期的第1、8和15天，每周1次，每次口服4 mg。

来那度胺在每28天治疗周期的第1～21天，每日1次，每次25 mg。

地塞米松在每28天治疗周期的第1、8、15和22天，每次40 mg。

<u>服用方法</u>

是否必须空腹服用：每次大致相同时间服用，需空腹服用，至

少在进食前 1 小时或进食后 2 小时服用。

是否必须整片服用：不应打开、压碎和咀嚼胶囊，应将胶囊完整吞服，最好用水送服。

漏服是否可以补服：如果延误或漏服一剂本品，只有当距离下次计划给药时间≥72 小时，方可补服漏服剂量。距离在下次计划给药的 72 小时内不应补服漏服剂量，也不应服用双倍剂量以弥补漏服剂量。如果患者在服药后呕吐，不应重复服药，而应在下次计划给药时恢复给药。

(3) 药物不良反应

常见不良反应

疲乏、腹泻、便秘、中性粒细胞减少、血小板减少、周围神经病变、上呼吸道感染、带状疱疹、肌肉痉挛、恶心、呕吐、外周水肿等。

严重不良反应

血小板减少、腹泻、Sweet 综合征、皮肤坏死性血管炎、血栓性微血管病、进行性多灶性白质脑病、急性胰腺炎、心脏毒性。

(4) 药物相互作用

CYP 诱导剂

避免与 CYP3A 强效诱导剂(如利福平)联合使用。

当伊沙佐米与地塞米松联合使用时，需考虑口服避孕药疗效降低的风险，使用激素避孕的女性还需采用屏障避孕。

5. 伊布替尼

(1) 规格：140 mg。

(2) 用法用量

推荐剂量

套细胞淋巴瘤(MCL)：560 mg(4 粒胶囊)，每日 1 次。

慢性淋巴细胞白血病（CLL）/小淋巴细胞淋巴瘤（SLL）：420 mg(3 粒胶囊)，每日 1 次。

服用方法

是否必须空腹服用：每日相同时间服用，空腹或与食物同服均可。

是否必须整片服用：不应打开、弄破和咀嚼胶囊，应将胶囊完整吞服，最好用水送服。

漏服是否可以补服：如果漏服 1 次，应在记起后尽快服用，第 2 天继续在正常计划时间服药。请勿额外服用以弥补漏服剂量。

(3) 药物不良反应

常见不良反应

血小板减少、出血、中性粒细胞减少、贫血、疲乏、腹泻、便秘、骨骼肌肉疼痛、恶心、呕吐、上呼吸道感染、咳嗽、皮疹、外周水肿。

严重不良反应

致死性出血事件(颅内出血、胃肠出血、血尿和术后出血)感染(包括脓毒症、细菌、病毒和真菌感染)；重度中性粒细胞减少症、血小板减少症和贫血。

(4) 药物相互作用

避免与强效 CYP3A 抑制剂(如抗真菌药泊沙康唑、伏立康唑、伊曲康唑、酮康唑和克拉霉素、利托那韦、茚地那韦、奈非那韦、沙奎那韦、波西普韦、特拉匹韦、奈法唑酮等)长期合并使用；短期联合使用(治疗 7 天或更短时间)时，考虑暂停伊布替尼治疗，直至不需要再使用 CYP3A 抑制剂。

如果必须使用中效 CYP3A 抑制剂(如氟康唑、达芦那韦、红霉素、地尔硫䓬、阿扎那韦、阿瑞吡坦、克唑替尼、伊马替尼、维拉帕米和环丙沙星等)，应将伊布替尼剂量减至 140 mg。

避免与强效 CYP3A 诱导剂(如卡马西平、恩杂鲁胺、苯妥英、利福平)合并使用。

服用伊布替尼前后至少 6 小时内不应使用治疗指数窄的 P－gp 或 BCRP 底物类药物(如地高辛、甲氨蝶呤)。

6. 泽布替尼

(1) 规格：80 mg。

(2) 用法用量

推荐剂量

160 mg(2 粒胶囊)，每日 2 次。

重度肝损伤患者每次 80 mg(1 粒胶囊)，每日 2 次。

服用方法

是否必须空腹服用：每日相同时间服用，空腹或与食物同服均可。

是否必须整片服用：不应打开、弄破和咀嚼胶囊，应将胶囊完整吞服，最好用水送服。

漏服是否可以补服：如果漏服 1 次，应在记起后尽快服用，但如果距离下次服药时间不足 8 小时，则不应再补服。请勿额外服用以弥补漏服剂量。

(3) 药物不良反应

常见不良反应

中性粒细胞减少、血小板减少、出血、贫血、皮疹、上呼吸道感染、感染性肺炎等。

严重不良反应

感染性肺炎。

（4）药物相互作用

与强效 CYP3A 抑制剂联合给药，推荐剂量为每次 80 mg（1 粒胶囊），每日 1 次；与中效 CYP3A 抑制剂联合给药，推荐剂量为每次 80 mg（1 粒胶囊），每日 2 次。

避免与中效或强效 CYP3A 诱导剂合用。

7. 伊马替尼

（1）规格：0.1 g。

（2）用法用量

推荐剂量

慢性髓性白血病（Ph+CML）的慢性期：400 mg，每日 1 次。

慢性髓性白血病（Ph+CML）的加速期或急变期：600 mg，每日 1 次。

急性淋巴细胞白血病（Ph+ALL）：600 mg，每日 1 次。

不能切除和（或）转移的恶性胃肠道间质瘤（GIST）：400 mg，每日 1 次，效果不佳者可调整为 600 mg，每日 1 次或 800 mg，每日 1 次。

恶性胃肠道间质瘤（GIST）完全切除术后辅助治疗：400 mg，每日 1 次。

服用方法

是否必须空腹服用：每日相同时间服用，应在进餐时服用，并饮一大杯水。

是否必须整片服用：不能吞咽胶囊的患者（包括儿童），可以将胶囊内药物分散于水或苹果汁中。在打开胶囊时，避免药物与皮肤或眼睛接触，或者吸入，接触打开的胶囊后应立即洗手。

(3) 药物不良反应

常见不良反应

中性粒细胞减少、血小板减少、贫血、头痛、消化不良、水肿、体重增加、恶心、呕吐、肌肉痉挛、肌肉骨骼痛、腹泻、皮疹、疲劳和腹痛。

严重不良反应

体液潴留(胸水、水肿、肺水肿、腹水和浅表浮肿);中性粒细胞或血小板减少;肝衰竭;肾功能损害。

(4) 药物相互作用

避免伊马替尼与CYP3A4诱导剂(如地塞米松、卡马西平、奥卡西平、苯妥英、苯巴比妥)联合使用。

慎与经CYP3A4代谢的药物(如环孢素、苯二氮草类、辛伐他汀、维拉帕米、钙通道拮抗剂)联合使用。

服用华法林的患者应定期监测凝血酶原时间或INR的改变。

8. 达沙替尼

(1) 规格：20 mg;50 mg;70 mg;100 mg。

(2) 用法用量

推荐剂量

慢性髓性白血病(Ph+CML)的慢性期：100 mg,每日1次。

慢性髓性白血病(Ph+CML)的加速期或急变期：70 mg,每日2次。

如果在推荐起始剂量治疗下未能达到治疗目标,慢性期CML患者可以将剂量增至140 mg,每日1次;进展期CML患者可以将剂量增至90 mg,每日2次。

服用方法

是否必须空腹服用：每日相同时间服用,空腹或与食物同服均可。每日 1 次，早上或晚上均可。每日 2 次，分别于早晚口服。

是否必须整片服用：片剂不得压碎或切割，必须整片吞服。

(3) 药物不良反应

常见不良反应

液体潴留（包括胸腔积液）、腹泻、头痛、皮疹、肌肉骨骼疼痛、恶心、呕吐和疲劳。

严重不良反应

肺动脉高压、股骨头缺血性坏死、乳糜胸和肾病综合征。

(4) 药物相互作用

避免与强效 CYP3A4 抑制剂（如酮康唑、伊曲康唑、红霉素、克拉霉素、利托那韦、泰利霉素、西柚汁）同时使用。如果无法避免合用，应对患者的毒性反应进行密切监测。

避免与强效 CYP3A4 诱导剂（如地塞米松、苯妥英、卡马西平、苯巴比妥、圣约翰草）同时使用。

对于接受达沙替尼治疗的患者，考虑使用抗酸药替换 H_2 拮抗剂（××替丁）或质子泵抑制剂（××拉唑）。抗酸药可在达沙替尼给药前 2 小时或给药后 2 小时服用。

与具有较窄治疗指数的 CYP3A4 底物（辛伐他汀、阿司咪唑、特非那定、西沙必利、匹莫齐特或麦角生物碱类如麦角胺和双氢麦角碱）和 CYP2C8 底物（如格列酮类）同时使用时应当谨慎。

9. 尼洛替尼

(1) 规格：50 mg；150 mg；200 mg。

(2) 用法用量

推荐剂量

400 mg，每日 2 次（间隔约 12 小时）。

服用方法

是否必须空腹服用：每日相同时间空腹服用，饭前至少 1 小时或饭后至少 2 小时。

是否必须整片服用：胶囊应用水完整吞服，不应咀嚼、吮吸或打开胶囊。不能吞咽胶囊的患者，可以把胶囊的粉末与不超过一茶匙的苹果沙司(苹果酱)混合在一起，混匀后应立即服用。手接触胶囊后应马上清洗。

(3) 药物不良反应

常见不良反应

皮疹、瘙痒、脱发、恶心、疲劳、疼痛、便秘、腹泻、呕吐、血小板减少、中性粒细胞减少、肝功能异常等。

严重不良反应

胸腔积液、心包积液、心力衰竭、出血。

(4) 药物相互作用

避免与强效 CYP3A4 抑制剂(如唑类抗真菌药、克拉霉素、泰利霉素、阿扎那韦、茚地那韦、奈非那韦、利托那韦、沙奎那韦)同时使用。如果必须合用，尼洛替尼应减少剂量，并密切监测心电图。

避免与强效 CYP3A4 诱导剂(如地塞米松、苯妥英、卡马西平、苯巴比妥、利福平、利福布汀、利福喷汀、圣约翰草)同时使用。

不推荐与质子泵抑制剂(××拉唑)同时使用。

不推荐与可使 Q—T 间期延长的药物(如抗心律失常药)同时使用。如果必须合用，应密切监测心电图。

慎与 P 糖蛋白抑制剂和 P 糖蛋白底物同时使用。

与治疗窗窄的 CYP 3A4 底物(如阿芬太尼、环孢素、双氢麦角碱、麦角胺、芬太尼、西罗莫司、他克莫司)同时使用时，需调整这些药物的剂量。

10. 西达苯胺

(1) 规格：5 mg。

(2) 用法用量

推荐剂量

30 mg(6 片)，每周 2 次，两次服药间隔不应少于 3 天(如周一和周四、周二和周五、周三和周六等)。

服用方法

是否必须空腹服用：餐后 30 分钟服用。

漏服是否可以补服：如果漏服 1 次，应在记起后尽快服用，两次服药间隔不应少于 3 天。

(3) 药物不良反应

常见不良反应

中性粒细胞减少、血小板减少、贫血、乏力、发热、腹泻、恶心、呕吐、食欲下降等。

严重不良反应

出血、血栓、心源性猝死、严重感染、心包积液。

(4) 药物相互作用

无。

三、消化系统肿瘤用药

肝癌、胃癌、结直肠癌和食管癌是我国发病率最高的消化系统肿瘤。氟尿嘧啶类、紫杉醇类和铂类是最常用的化疗药物，其中卡培他滨和替吉奥在消化系统恶性肿瘤的治疗中占据重要位置，对于无法耐受静脉注射氟尿嘧啶的患者来说，是不错的选择。卡培他滨是氟尿嘧啶的前药，在体内肝酶的作用下转化为氟尿嘧啶。替吉奥由替加氟、吉美嘧啶和奥替拉西钾3种组成复方，替加氟是前药，在体内逐渐变为氟尿嘧啶；后两者可以抑制替加氟的不良反应，减轻皮肤毒性，胃肠道毒性，神经毒性，心脏毒性和手足综合征。随着靶向药物研发进展，贝伐珠单抗、西妥昔单抗等大分子抗体在临床使用也越来越广泛，口服靶向药物如阿帕替尼、瑞格非尼、呋喹替尼、仑伐替尼、索拉非尼在肝癌、胃癌、结直肠癌的治疗中也日渐重要。

1. 卡培他滨

(1) 规格：0.15 g；0.5 g。

(2) 用法用量

<u>推荐剂量</u>

单药剂量根据体表面积计算(1 250 mg/m^2)，每日2次口服(早晚各1次)，连续服药2周，停药1周，每3周(21天)为1个疗程。

与多西他赛联合使用时，给予多西他赛当天即可开始服用卡培他滨(1 250 mg/m^2)，每日2次口服(早晚各1次)，连续服药2周，停药1周，每3周(21天)为1个疗程。

与奥沙利铂联合使用时，给予奥沙利铂当天即可开始服用卡培他滨(1 000 mg/m^2)，每日2次口服(早晚各1次)，连续服药2周，停药1周，每3周(21天)为1个疗程。

<u>服用方法</u>

是否必须空腹服用：在早餐和晚餐后30分钟内服用。

是否必须整片服用：不得压碎或切割，应用水整片吞服。如果患者无法整片吞服而必须压碎或切割，则应由专业人员进行操作。

(3) 药物不良反应

常见不良反应

厌食、脱水、食欲低下、感觉异常、味觉障碍、头痛、头晕、流泪增多、结膜炎、腹泻、呕吐、恶心、口腔炎、腹痛、便秘、消化不良、手足综合征、皮炎、皮疹、脱发、红斑、疲劳、困倦、发热、乏力。

严重不良反应

贫血、中性粒细胞减少、血小板减少、心脏毒性、高胆红素血症和胃肠道出血等。

(4) 药物相互作用

使用卡培他滨同时口服香豆素类抗凝剂(如华法林)的患者,应常规监测其抗凝参数(INR 或 PT),并相应调整抗凝剂的剂量。卡培他滨与苯妥英等经 CYP2C9 代谢药物同时使用时,应监测后者血药浓度。

亚叶酸影响卡培他滨的药效,并可能增加卡培他滨的不良反应。

卡培他滨应避免与索立夫定及类似物(如溴夫定)同时给药,两者之间必须间隔至少 4 周。

2. 替吉奥

(1) 规格:20 mg;25 mg。

(2) 用法用量

推荐剂量

剂量根据体表面积计算:

体表面积(m^2)	剂量
<1.25	每次 40 mg
≥1.25～<1.5	每次 50 mg
≥1.5	每次 60 mg

每日 2 次口服(早晚各 1 次),连续服药 4 周,停药 2 周,每 6 周(42 天)为一个疗程,也可以连续服药 3 周,停药 2 周,每 5 周(35 天)为一个疗程。

剂量调整按每次 40 mg、50 mg、60 mg、75 mg 4 个剂量等级顺序递增或递减。

服用方法

是否必须空腹服用：在早餐和晚餐后服用。

是否必须整片服用：不应打开、弄破和咀嚼胶囊,应将胶囊完整吞服,最好用水送服。

(3) 药物不良反应

常见不良反应

白细胞减少、中性粒细胞减少、贫血、食欲减退、恶心、呕吐、口腔炎、腹泻、色素沉着、皮疹等。

严重不良反应

溶血性贫血、白细胞减少、贫血及血小板减少、弥散性血管内凝血、间质性肺炎、心肌梗死、心绞痛、心律失常、心力衰竭、急性肾衰竭等。

(4) 药物相互作用

替吉奥应避免与其他氟尿嘧啶类抗肿瘤药或抗真菌药(氟胞嘧啶)同时给药,两者之间必须间隔至少 7 天,否则可能导致严重造血功能障碍和腹泻、口腔炎等胃肠道反应。

应避免与索立夫定及类似物(如溴夫定)同时给药,两者之间必须间隔至少 4 周。

与苯妥英类合用,可能发生苯妥英中毒(恶心、呕吐、眼球震颤和运动异常),须密切观察患者状况,如发现异常,采取停药等相应措施。

替吉奥可能增强华法林的作用，须注意凝血功能变化，应常规监测其抗凝参数(INR或PT)。

3. 阿帕替尼

(1) 规格：0.25 g；0.375 g；0.425 g。

(2) 用法用量

推荐剂量

晚期胃腺癌或胃-食管结合部腺癌：850 mg，每日1次。

晚期肝细胞癌：750 mg，每日1次。

剂量调整按每次250 mg、500 mg、750 mg、850 mg 4个剂量等级顺序递增或递减。

服用方法

是否必须空腹服用：每日相同时间服用，餐后半小时服用。

漏服是否可以补服：如果漏服，请勿额外服用以弥补漏服剂量。

(3) 药物不良反应

常见不良反应

高血压、蛋白尿、中性粒细胞减少、血小板减少、贫血、乏力、手足综合征、肝功能异常、腹泻、食欲下降、呕吐等。

严重不良反应

手足综合征、出血、蛋白尿、中性粒细胞减少、高胆红素血症等。

(4) 药物相互作用

阿帕替尼与CYP3A4强抑制剂(伊曲康唑、伏立康唑、克拉霉素、泰利霉素、沙奎那韦、利托那韦等)或CYP3A4诱导剂(地塞米松、苯妥英、卡马西平、利福平、苯巴比妥、利福喷汀等)同时应用时，可能影响阿帕替尼血药浓度，建议选择可替代的对CYP3A4

酶无抑制或无诱导的药物，如果必须与 CYP3A4 酶强抑制剂或诱导剂同时应用，需要结合临床观察考虑是否进行剂量调整。

阿帕替尼慎与主要经 CYP3A4 代谢的药物（如××地平、××他汀和咪达唑仑等）同时应用，慎与经 CYP2C9 代谢的药物（如华法林、苯妥英、格列本脲等）同时应用。

慎与延长 QT 间期的药物同时应用，并在用药期间严密监测心电图。

4. 瑞格非尼

（1）规格：40 mg。

（2）用法用量

推荐剂量

160 mg（4 片），每日 1 次，连续服药 3 周，停药 1 周，每 4 周（28 天）为 1 个疗程。

剂量调整按每次 80 mg、120 mg、160 mg 3 个剂量等级顺序递增或递减。

服用方法

是否必须空腹服用：每日相同时间服用，在低脂早餐（脂肪含量 30%）后服用。

是否必须整片服用：应随水整片吞服。

漏服是否可以补服：如果漏服 1 次，不得在同一天服用 2 剂药物以弥补漏服的剂量。如果服用后出现呕吐，同一天内不得再次服药。

（3）药物不良反应

常见不良反应

疼痛、出血、血小板减少、贫血、手足综合征、疲乏、腹泻、口腔黏膜炎、呕吐、恶心、食欲下降、高血压、皮疹等。

严重不良反应

肝功能异常、出血、胃肠道穿孔、感染等。

(4) 药物相互作用

瑞戈非尼应避免与强 CYP3A4 抑制剂(如克林霉素、泰利霉素、酮康唑、伏立康唑、伊曲康唑、泊沙康唑等唑类抗真菌药、葡萄柚汁)和 UGTIA9 强抑制剂(如甲芬那酸、二氟尼柳和尼氟酸)同时使用。瑞戈非尼应避免与强 CYP3A4 诱导剂(如利福平、苯妥英、卡马西平、苯巴比妥和贯叶连翘)同时使用或考虑选择不会诱导 CYP3A4 的药物。

瑞戈非尼可能增加 UGTIA1 和 UGTIA9 底物(如伊立替康)的全身暴露量,建议避免合用。

瑞戈非尼与 BCRP 底物(如甲氨蝶呤、××他汀)同时使用,可导致血浆浓度升高,应密切监测患者相关体征及症状。

瑞戈非尼与胆盐螯合剂(考来烯胺)等同时使用,可能导致瑞戈非尼有效性降低。

5. 呋喹替尼

(1) 规格:1 mg;5 mg。

(2) 用法用量

推荐剂量

5 mg,每日 1 次,连续服药 3 周,停药 1 周,每 4 周(28 天)为 1 个疗程。

剂量调整按每次 3 mg、4 mg、5 mg 3 个剂量等级顺序递增或递减。

服用方法

是否必须空腹服用:每日相同时间服用,可与食物同服或空腹口服。

是否必须整片服用：应整粒吞服。

漏服是否可以补服：如果漏服 1 次，不得在次日服用 2 剂药物以弥补漏服的剂量。如果服用后出现呕吐，无需补服。

(3) 药物不良反应

常见不良反应

高血压、蛋白尿、手足综合征、出血、肝功能异常、甲状腺功能异常、腹痛、腹泻、口腔黏膜炎、疲乏、食欲下降等。

严重不良反应

出血、肝功能异常、肺部感染等。

(4) 药物相互作用

呋喹替尼与 BCRP 底物（如甲氨蝶呤、××他汀）和 P-糖蛋白（P-gp）底物（如地高辛）同时使用，可导致血浆浓度升高，应密切监测患者相关体征及症状，必要时适当调整合并用药剂量。

6. 仑伐替尼

(1) 规格：4 mg。

(2) 用法用量

推荐剂量

体重＜60 kg 的患者，8 mg(2 粒)，每日 1 次。

体重≥60 kg 的患者，12 mg(3 粒)，每日 1 次。

剂量调整按每次 4 mg、8 mg、12 mg 3 个剂量等级顺序递增或递减。

服用方法

是否必须空腹服用：每日相同时间服用，可与食物同服或空腹口服。

是否必须整片服用：应整粒吞服，如果患者无法吞咽药物，也可以将胶囊（不能打开或压碎）与1汤匙水或苹果汁在玻璃杯中混合，停留至少10分钟，搅拌至少3分钟以溶解胶囊壳，形成混悬剂，马上喝下，再须将相同量的水或苹果汁（1汤匙）加入玻璃杯中，搅拌数次，喝完所有液体。

漏服是否可以补服：如果漏服1次，应在记起后尽快服用，但如果距离下次服药时间不足12小时，则不应再补服。

（3）药物不良反应

常见不良反应

高血压、疲乏、腹泻、食欲下降、体重降低、恶心、关节痛/肌痛、腹痛、手足综合征、蛋白尿、出血、甲状腺功能减退等。

严重不良反应

高血压、出血、肝性脑病、肝衰竭、充血性心力衰竭、心源性休克、心肺衰竭、动脉血栓栓塞等。

（4）药物相互作用

慎与治疗指数较窄的CYP3A4底物（如阿司咪唑、特非那定、西沙必利、匹莫齐特、麦角胺等同时使用。

尚不清楚仑伐替尼是否会降低激素类避孕药的有效性，使用激素类避孕药的女性还需采用屏障避孕。

7. 索拉非尼

（1）规格：0.2 g。

（2）用法用量

推荐剂量

0.4 g（2粒），每日2次。

如需减少剂量，可调整为 0.4 g(2 粒)，每日 1 次。

服用方法

是否必须空腹服用：可与低脂、中脂饮食同服或空腹口服。

(3) 药物不良反应

常见不良反应

乏力、脱发、腹泻、恶心、呕吐、便秘、手足综合征、皮疹、高血压、蛋白尿、疼痛等。

严重不良反应

心肌梗死、出血、肝功能异常、感染等。

(4) 药物相互作用

慎与通过 UGT1A1 途径代谢/清除的药物(如伊立替康)和多西他赛联合应用。

与 CYP3A4 诱导剂(如卡马西平、苯妥英、苯巴比妥、地塞米松、圣约翰草等)和新霉素联合应用时，可能需要调整剂量。

8. 伊马替尼

见第三章二、血液系统恶性肿瘤 7. 伊马替尼。

9. 舒尼替尼

(1) 规格：12.5 mg；25 mg；37.5 mg；50 mg。

(2) 用法用量

推荐剂量

胃肠间质瘤和晚期肾细胞癌：50 mg，每日 1 次，服药 4 周，停药 2 周。

剂量调整按每次 25 mg、37.5 mg、50 mg、62.5 mg、75 mg 5 个剂量等级顺序递增或递减。

胰腺神经内分泌瘤：37.5 mg，每日 1 次，连续服药。

剂量调整按每次 25 mg、37.5 mg、50 mg 3 个剂量等级顺序递增或递减。

服用方法

是否必须空腹服用：可与食物同服或空腹口服。

(3) 药物不良反应

常见不良反应

疲劳、发热、腹泻、恶心、黏膜炎、口腔炎、呕吐、腹痛、便秘、高血压、蛋白尿、水肿、皮疹、手足综合征、味觉改变、疼痛、呼吸困难、厌食和出血等。

严重不良反应

肝功能异常、充血性心力衰竭、出血、高血压等。

(4) 药物相互作用

避免与 CYP3A4 强抑制剂(如唑类抗真菌药、克拉霉素、泰利霉素、阿扎那韦、茚地那韦、那非那韦、利托那韦、沙奎那韦)同时应用。如果必须合用时，需要减少舒尼替尼剂量。

避免与 CYP3A4 诱导剂(如地塞米松、苯妥英、卡马西平、利福平、利福布汀、利福喷汀、苯巴比妥、圣约翰草)同时应用，如果必须合用时，需要增加舒尼替尼剂量。

四、泌尿与生殖系统肿瘤用药

泌尿系统肿瘤主要分为两大类，一类是肾盂、输尿管、膀胱、尿道等空腔脏器肿瘤，病理类型多为尿路上皮癌，是泌尿系统最常见的肿瘤；另一类是肾脏实质内发生的肾癌、肾母细胞瘤。尿路上皮癌的治疗以手术、铂类为基础的化疗和免疫治疗为主要手段。

肾癌以往缺乏有效治疗手段，但靶向药物如索拉非尼、舒尼替尼、培唑帕尼、阿昔替尼的横空出世使患者的预后大为改善。男性生殖系统肿瘤主要为前列腺癌，女性生殖系统肿瘤包括卵巢癌、子宫癌、子宫内膜癌。抑制雄激素受体或雄激素生物合成是目前前列腺癌主要治疗手段，多聚腺苷二磷酸核糖聚合酶(PARP)抑制剂如奥拉帕利、帕米帕利也可用于携带 BRCA 突变的前列腺癌治疗。妇科肿瘤治疗化疗仍是主流，但 PARP 抑制剂奥拉帕利、帕米帕利对于携带 BRCA 突变的患者治疗带来更多的可能。

1. 索拉非尼

见第三章三、消化系统肿瘤用药 7. 索拉非尼。

2. 舒尼替尼

见第三章三、消化系统肿瘤用药 9. 舒尼替尼。

3. 培唑帕尼

(1) 规格：200 mg；400 mg。

(2) 用法用量

<u>推荐剂量</u>

800 mg，每日 1 次。

剂量调整按每次 200 mg、400 mg、600 mg、800 mg 4 个剂量等级顺序递增或递减。

<u>服用方法</u>

是否必须空腹服用：每日相同时间服空腹口服，餐前至少 1 小时或餐后至少 2 小时服用。

是否必须整片服用：薄膜衣片应整片用水吞服，请勿掰开或嚼碎。

漏服是否可以补服：如果漏服一次，应在记起后尽快服用，但如果距离下次服药时间不足12小时，则不应再补服。

(3) 药物不良反应

常见不良反应

腹泻、皮疹、高血压、咳嗽、呃逆、口咽痛等。

严重不良反应

缺血性脑卒中、心肌缺血、心功能不全、胃肠穿孔、出血等。

(4) 药物相互作用

避免同时使用CYP3A4强抑制剂、CYP3A4诱导剂、P糖蛋白(P-gp)强抑制剂或乳腺癌耐药蛋白(BCRP)强抑制剂治疗。

避免与能升高胃内pH的药物同时使用。必须合并使用质子泵抑制剂(××拉唑)，可以与培唑帕尼同时使用；必须合并使用H_2受体拮抗剂(××替丁)，应在给药前至少2小时或给药后至少10小时服用培唑帕尼；必须合并使用短效抗酸药，应在给药前至少1小时或给药后至少2小时服用培唑帕尼。

慎与尿苷双磷酸葡萄糖醛酸基转移酶UGT1A1底物(如伊立替康)同时使用。

4. 阿昔替尼

(1) 规格：1 mg；5 mg。

(2) 用法用量

推荐剂量

5 mg，每日2次。

剂量调整按每次2 mg、3 mg、5 mg、7 mg、10 mg 5个剂量等级顺序递增或递减。

服用方法

是否必须空腹服用：每日相同时间服用，可与食物同服或空腹口服。

漏服是否可以补服：如果漏服或呕吐一次，不应补服，应按计划时间正常服用下一剂量。

(3) 药物不良反应

常见不良反应

腹泻、便秘、高血压、疲乏、食欲减退、恶心、呕吐、手足综合征、乏力、甲状腺功能减退等。

严重不良反应

高血压、出血、血栓、心力衰竭、胃肠穿孔等。

(4) 药物相互作用

避免与 CYP3A4/5 强抑制剂(如唑类抗真菌药、克拉霉素、泰利霉素、阿扎那韦、茚地那韦、那非那韦、利托那韦、沙奎那韦)同时应用。如果必须合用时，需要减少阿昔替尼剂量。

避免与 CYP3A4 诱导剂(如地塞米松、苯妥英、卡马西平、利福平、利福布汀、利福喷汀、苯巴比妥、圣约翰草)同时应用，如果必须合用时，需要增加阿昔替尼剂量。

慎与 CYP1A2 强抑制剂、CYP2C19 强抑制剂和 CYP1A2 底物(如茶碱)同时应用。

5. 依维莫司

(1) 规格：2.5 mg；5 mg；10 mg。

(2) 用法用量

推荐剂量

10 mg，每日 1 次。

对于肝功能受损的患者，依维莫司剂量应做如下调整：

肝功能	依维莫司剂量
轻度肝功能受损（Child - Pugh A 级）	7.5 mg，每日 1 次，无能耐受者，5 mg，每日 1 次
中度肝功能受损（Child - Pugh B 级）	5 mg，每日 1 次，无能耐受者，2.5 mg，每日 1 次
重度肝功能受损（Child - Pugh C 级）	预期获益高于风险者，2.5 mg，每日 1 次

服用方法

是否必须空腹服用：每日相同时间空腹口服，餐前至少 1 小时或餐后至少 2 小时服用。

是否必须整片服用：应整片吞服，不应咀嚼或压碎。如果患者无法吞咽药物，可将片剂分散于一杯水中（约 30 mL），轻轻搅拌至完全溶解后，马上喝下，再用一杯水（约 30 mL）冲洗杯子并喝下。

漏服是否可以补服：如果漏服一次，在正常服用时间后 6 小时内记起可以补服，但如果超过 6 小时，则不应再补服，次日按正常时间服用。不可为了弥补漏服剂量而在下次服用加倍剂量。

（3）药物不良反应

常见不良反应

口腔炎、皮疹、疲劳、腹泻、感染、恶心、食欲下降、贫血、味觉障碍、非感染性肺炎、水肿、高血糖、瘙痒、出血、咳嗽和头痛等。

严重不良反应

口腔炎、感染性肺炎、高血压、肾衰竭、中性粒细胞减少、呼吸困难、腹泻、贫血、低磷血症等。

(4) 药物相互作用

避免与 CYP3A4 强效抑制剂同时使用，慎与中效 CYP3A4 抑制剂和 P-gp 抑制剂合用。如果必须合用，应减少依维莫司剂量。

避免与 CYP3A4 强效诱导剂同时使用。如果必须合用，应增加依维莫司剂量。

与治疗指数狭窄的抗癫痫药(如卡马西平)同时使用，可能需要调整剂量。

6. 奥拉帕利

(1) 规格：100 mg；150 mg。

(2) 用法用量

推荐剂量

300 mg，每日 2 次。

服用方法

是否必须空腹服用：每日相同时间服用，可与食物同服或空腹口服。

是否必须整片服用：应整片吞服，不应咀嚼、压碎、溶解或掰断药片。

漏服是否可以补服：如果漏服一次，应按计划时间正常服用下一剂量。

(3) 药物不良反应

常见不良反应

贫血、中性粒细胞减少、血小板减少、恶心、呕吐、疲乏、腹痛、腹泻、便秘、味觉障碍等。

严重不良反应

贫血、中性粒细胞减少、骨髓增生异常综合征、急性髓系白血病、肺炎。

(4) 药物相互作用

不推荐与其他抗肿瘤药物合并使用,因为会增加骨髓抑制毒性并延长时间。

避免合并使用强效 CYP3A 抑制剂(如伊曲康唑、泰利霉素、克拉霉素、酮康唑、伏立康唑、奈法唑酮、泊沙康唑、利托那韦/洛匹那韦、利托那韦、茚地那韦、沙奎那韦、奈非那韦、波西普韦、特拉匹韦)或中效 CYP3A 抑制剂(如阿瑞匹坦、阿扎那韦、环丙沙星、克唑替尼、达芦那韦/利托那韦、地尔硫䓬、红霉素、氟康唑、福沙那韦、伊马替尼、维拉帕米),如果必须合并使用时,奥拉帕利剂量应减量。

避免合并使用强效 CYP3A 诱导剂(如苯妥英、利福平、卡马西平和圣约翰草),或中效 CYP3A4 诱导剂(如波生坦、依非韦伦、依曲韦林、莫达非尼和萘夫西林)。

奥拉帕利治疗期间避免食用西柚、西柚汁、酸橙和酸橙汁。

7. 帕米帕利

(1) 规格:20 mg。

(2) 用法用量

<u>推荐剂量</u>

60 mg(3 粒),每日 2 次。

剂量调整按每次 20 mg、40 mg、60 mg 3 个剂量等级顺序递增或递减。

<u>服用方法</u>

是否必须空腹服用:每日相同时间服用,可与食物同服或空腹口服。

是否必须整片服用：应整粒吞服，不应咀嚼、压碎、溶解或打开胶囊。

漏服是否可以补服：如果漏服一次或呕吐，不应额外补服，应按计划时间正常服用下一剂量。

(3) 药物不良反应

常见不良反应

贫血、中性粒细胞减少、血小板减少、恶心、呕吐、疲乏、腹痛、腹泻、食欲减退、肝功能异常等。

严重不良反应

贫血、中性粒细胞减少、血小板减少、骨髓增生异常综合征、急性髓系白血病。

(4) 药物相互作用

慎与强效CYP3A诱导剂（如利福平、卡马西平、苯妥英）、CYP2C8诱导剂和抑制剂合并使用。

五、乳腺癌用药

乳腺癌是全球女性最常见的恶性肿瘤，也是导致死亡的主要原因之一。乳腺癌的病理类型多样，根据患者不同的个体情况，需要分别选择应用手术、化疗、放疗、靶向治疗、内分泌治疗等治疗手段或组合的方式。其中内分泌治疗和靶向治疗有口服药物剂型。传统内分泌治疗药物应用历史悠久，安全性和耐受性相对较好。新型内分泌治疗药物细胞素依赖性刺激酶(CDK)4/6抑制剂如哌柏西利在雌激素受体信号通路的下游抑制细胞增殖，联合传统内分泌治疗药物可以实现双重抑制，事半功倍。

靶向治疗则主要针对人表皮生长因子受体(HER)2基因存在扩增的患者,不可逆抑制相关受体磷酸化和下游信号活化,发挥抗肿瘤作用。

1. 环磷酰胺

见第三章二、血液系统肿瘤用药1. 环磷酰胺。

2. 吡咯替尼

(1) 规格：80 mg;160 mg。

(2) 用法用量

推荐剂量

400 mg,每日1次,连续服用。

卡培他滨剂量根据体表面积计算(1 000 mg/m^2),每日2次(早晚各1次,早晨可与吡咯替尼同服),连续服用14天休息7天,每21天为一个周期。

吡咯替尼剂量调整按每次240 mg、320 mg、400 mg 3个剂量等级顺序递增或递减。

服用方法

是否必须空腹服用：每日早餐后30分钟内相同时间口服。

漏服是否可以补服：如果漏服一次,应按计划时间正常服用下一剂量。

(3) 药物不良反应

常见不良反应

腹泻、呕吐、恶心、口腔黏膜炎、手足综合征、食欲下降、肝功能异常、乏力、贫血、中性粒细胞减少。

严重不良反应

手足综合征、腹泻、中性粒细胞减少、肝功能异常、呕吐。

(4) 药物相互作用

如合并使用 CYP3A4 强抑制剂(如酮康唑、伊曲康唑、红霉素、克拉霉素、茚地那韦、利托那韦、伏立康唑、葡萄柚)或 CYP3A4 强诱导剂(如地塞米松、苯妥英钠、卡马西平、利福平、利福布汀、利福喷汀)或 P－gp 抑制剂,应密切监测,结合临床观察考虑是否进行剂量调整。

慎与经 CYP2C19 酶代谢的药物同时使用。

3. 哌柏西利

(1) 规格：75 mg;100 mg;125 mg。

(2) 用法用量

推荐剂量

125 mg,每日 1 次,连续服药 3 周,停药 1 周,每 4 周(28 天)为一个疗程。

服用方法

是否必须空腹服用：每日相同时间服用,应与食物同服,最好随餐服药。

是否必须整片服用：胶囊应整粒吞服(不得咀嚼、压碎或打开胶囊)。如果胶囊出现破损、裂纹或其他不完整的情况,不得服用。

漏服是否可以补服：如果漏服一次或呕吐,当天不得补服,应按计划时间正常服用下一剂量。

(3) 药物不良反应

常见不良反应

疲乏、脱发、恶心、贫血、中性粒细胞减少、血小板减少、腹泻、感染、口腔炎。

严重不良反应

中性粒细胞减少、感染、贫血、肝功能异常。

(4) 药物相互作用

避免与强效 CYP3A 抑制剂(如唑类抗真菌药、克拉霉素、泰利霉素、茚地那韦、洛匹那韦/利托那韦、奈非那韦、沙奎那韦、特拉匹韦、葡萄柚或葡萄柚汁)合用。

避免与强效 CYP3A 诱导剂(如卡马西平、恩杂鲁胺、苯妥英、利福平、圣约翰草)合用。

治疗指数窄的敏感 CYP3A4 底物(如阿芬太尼、环孢素、双氢麦角碱、麦角胺、依维莫司、芬太尼、匹莫齐特、奎尼丁、西罗莫司和他克莫司)和 P－gp 底物(如地高辛、达比加群、秋水仙碱)或 BCRP 底物(如普伐他汀、瑞舒伐他汀、柳氮磺胺吡啶)与哌柏西利同时使用时可能需要降低剂量。

4. 阿贝西利

(1) 规格：50 mg;100 mg;150 mg。

(2) 用法用量

推荐剂量

150 mg,每日 2 次,连续服药 3 周,停药 1 周,每 4 周(28 天)为 1 个疗程。

剂量调整按每次 50 mg、100 mg、150 mg 3 个剂量等级顺序递增或递减。

服用方法

是否必须空腹服用：每日相同时间服用,可与食物同服或空腹口服。

是否必须整片服用：应整片吞服(不得咀嚼、压碎或分割片剂)。如果片剂出现破损、裂纹或其他不完整的情况,不得服用。

漏服是否可以补服：如果漏服一次或呕吐,不应补服,应按计划时间正常服用下一剂量。

(3) 药物不良反应

常见不良反应

疲乏、恶心、呕吐、腹泻、感染、中性粒细胞减少、贫血、食欲下降。

严重不良反应

中性粒细胞减少、感染、贫血、静脉血栓栓塞、间质性肺炎、肝功能异常。

(4) 药物相互作用

避免与强效 CYP3A 抑制剂(如唑类抗真菌药、克拉霉素、洛匹那韦/利托那韦、葡萄柚或葡萄柚汁)合用,如果不能避免使用,阿贝西利应减少剂量。

避免与强效 CYP3A 诱导剂(如卡马西平、苯妥英、利福平、圣约翰草)合用。

治疗指数窄的 P－gp 底物(如地高辛、达比加群)或 BCRP 底物(如他汀类)与哌柏西利同时使用时可能会发生相互作用。

5. 西达苯胺

见第三章二、血液系统肿瘤用药 10. 西达苯胺。

六、慢性病用药与口服抗肿瘤药物相互作用

1. 降压药与口服抗肿瘤药物

最常使用的降压药主要包括以下 5 类：β 受体阻滞剂、钙通道

阻滞剂(CCB)、血管紧张素转化酶抑制剂(ACEI)、血管紧张2受体拮抗剂(ARB)和利尿剂,那么这些药物与抗肿瘤靶向药物是否存在相互作用呢?

CCB大多是CYP3A4和P-gp底物或抑制剂,许多抗肿瘤靶向药物也经过CYP3A4代谢或是P-gp底物,合用时具有潜在的相互作用。CCB会影响靶向药物的代谢,如地尔硫草、维拉帕米是CYP3A4抑制剂,可以使靶向药物血药浓度升高,增加不良反应发生率和严重程度,如果没有可替代药物,只能加强监护,根据监测情况调整治疗方案。反过来靶向药物也会影响CCB的代谢,如阿帕替尼对CYP3A4有较强的抑制作用,和乐卡地平、尼索地平合用时应谨慎,注意加强血压监测。β受体阻滞剂可以减慢心率,与肺癌靶向治疗药物(如克唑替尼、阿来替尼、塞瑞替尼)合用时可能增加心动过缓风险或出现有症状的心动过缓,需要加强监测心电图。ACEI或ARB,以及利尿剂和抗肿瘤靶向药物间一般较少出现有意义的相互作用,进行常规疗效和不良反应监测即可。

2. 抗心律失常药与口服抗肿瘤药物

胺碘酮是目前使用最广泛的抗心律失常药,尤其适用于伴器质性心脏病的患者。它是CYP3A4和CYP2C8底物,如果和CYP3A4和CYP2C8抑制剂合用时,可能增加胺碘酮的血药浓度。反过来胺碘酮可抑制P-gp,遇到靶向药物是P-gp底物(如厄洛替尼、阿法替尼),会增加这些药物的暴露量,大大增加其不良反应发生率和严重程度。

胺碘酮和索他洛尔等抗心律失常药与有Q—T间期延长风险的靶向药物(如仑伐替尼、达沙替尼、尼洛替尼、奥希替尼、克唑替尼等)合用,可能导致尖端扭转型室性心动过速等恶性心律失常,需要在治疗期间加强心电图监测。

3. 降脂药与口服抗肿瘤药物

降脂药中有不少主要经CYP3A4代谢（如阿托伐他汀、辛伐他汀、洛伐他汀），而靶向药物亦有不少经此酶代谢或是此酶抑制剂（如伊马替尼、厄洛替尼），合用时可能因相互作用增加不良反应发生风险，如横纹肌溶解。BRCP是降脂药瑞舒伐他汀代谢路径，奥希替尼可竞争性抑制其代谢，增加不良反应发生风险。

4. 抗凝药与口服抗肿瘤药物

肿瘤患者往往处于高凝状态，如果合并房颤等基础疾病，血栓栓塞风险更高。华法林是使用最多的口服抗凝药，本身给药方案就非常个体化。因其通过CYP2C9、CYP2C19、CYP3A4、CYP1A2等多种肝药酶代谢，药物相互作用非常多，和伊马替尼、卡培他滨合用时清除减慢，抗凝效果增强，甚至导致出血的报告并不少见。因此和以上口服抗肿瘤药物联用时必须定期进行INR监测，以免造成难以控制的出血事件。新型口服抗凝药如利伐沙班、阿哌沙班药物相互作用相对较少，但与伊马替尼、克唑替尼合用时，仍可能影响抗凝效果，不建议同时使用。

七、肿瘤患者如何吃中药

我们国家在肿瘤治疗中，一直强调中西医结合，今天药师就来谈谈肿瘤患者如何吃中药。很多患者会问：我得了肿瘤能不能吃中药调理呢？答案是：肯定的。但是药师建议在使用化疗药物或放疗的时候不要服用中药，避免药物（西药和中药）之间的相互作用。放、化疗间歇期是可以用中药调理的。

中医讲究的是气血阴阳的平衡，针对肿瘤的患者，机体本身就是正气不足、邪气聚集的状态，放化疗可以帮助抑制肿瘤，但是也在一定程度上破坏了机体原有的平衡。什么叫阴阳平衡呢？

简单举个例子，但阴阳失衡远不止以下几种情况(图 3－1)。

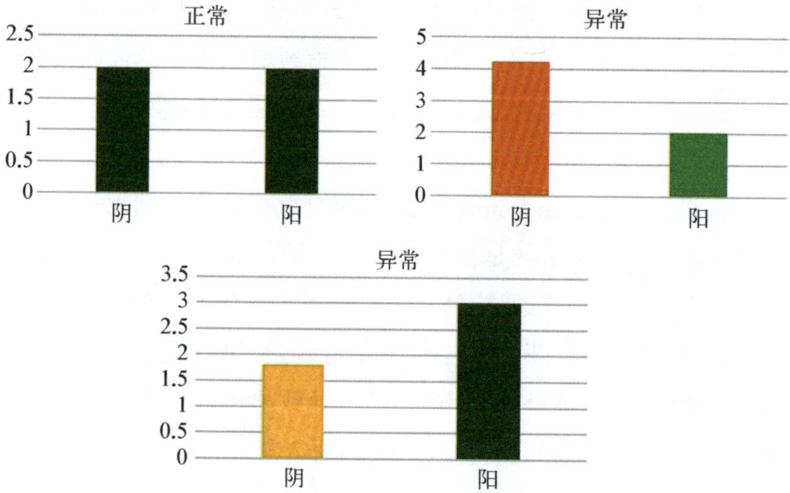

图 3－1　阴阳失衡

而中医可以弥补西医的这个漏洞，选择一些补气血阴阳的补虚药，加强扶正培本。这里需要提醒大家的是，如果想通过中药来调理身体，建议不要迷信所谓的偏方、秘方，尽量去正规的中医院进行调理。

哪些药物可以补气血阴阳见表 3－2。

表 3－2　扶正抗癌药

扶正抗癌的药	
补　气	人参、黄芪、白术、山药等
补　阳	补骨脂、冬虫夏草等
补　血	当归、白芍、阿胶等
补　阴	天冬、鳖甲、女贞子、枸杞子等

中药服药时间的规定见表3－3。

表3－3　中药的服药时间

服药时间	药物分类
清　晨	补肾药、利水渗湿药、驱虫药、催吐药
午　前	发汗解表药、益气升阳药
午后或入夜	泻下药
入　夜	滋阴养血药
夜　卧	安神药

除了这些，肿瘤患者还需要注意什么呢？

情志！简单来说就是情绪，我们中医中常说的“五志”，即怒、喜、思、悲、恐。

如果肿瘤患者过度长期沉浸在悲伤当中，会使机体的气消散，反而对病情不利。

第四章

恶性肿瘤患者该怎么吃

一、恶性肿瘤患者普遍存在营养不良

1932 年，外科学家沃伦（Warren）就指出，导致肿瘤患者死亡最常见的原因是营养不良和恶病质。迄今为止，这一状况并没有发生根本性改变。恶性肿瘤患者之所以容易出现营养不良，首先是因为肿瘤属于消耗性疾病，长期的高代谢状态、营养物质代谢障碍和肿瘤代谢因子的干扰使患者出现营养不良的概率大大增加。其次，恶性肿瘤的常见治疗方式，如手术（割）、化疗（毒）、放疗（烧）都对机体创伤很大，会严重影响患者的进食，易出现厌食、进食困难和营养摄取不足，时间一长患者就容易出现营养不良；第三，很多患者道听途说，对这也“忌口”，那也“忌口”，结果是什么都不敢吃而导致营养不良。还有很多患者担心营养丰富会为肿瘤的生长提供更多养分，就错误地采取饥饿的办法，想把肿瘤细胞“饿死”，当然肿瘤细胞是不会这么容易就被饿死的，而患者自身却出现了营养不良。有调查显示，40％～80％的肿瘤患者存在不同程度的营养不良，其程度与肿瘤类型、部位、大小、分期等有关。研究显示，31％～87％的恶性肿瘤患者在确诊之前就已经出现体重下降；33％～75％的恶性肿瘤患者有厌食表现，进展期患者中更可高达80％。营养不良会损害机体脏器功能、削弱免疫力、降低对放化疗的耐受性、使放化疗的毒性反应和不良反应增大、增加手术的并发症率、感染率和病死率，从而不利于恶性肿瘤的治疗。

二、影响恶性肿瘤患者营养状况的主要因素

(一) 食欲下降

食欲改变是恶性肿瘤患者经常出现的早期临床表现，常常早于进食减少及体重下降。约 50%的新发肿瘤及大于 70%的进展期恶性肿瘤患者都会发生食欲下降。恶性肿瘤患者食欲下降的影响因素很多，主要包括消化系统疾病、肿瘤相关因素、治疗相关因素、营养及社会心理因素等。

1. 消化系统疾病：胃癌和食管癌造成的损伤可直接影响人体食欲。肝癌、胆管癌、胰腺癌等伴随的肝硬化、肝功能不良、胰腺疾病等情况，常常导致食欲下降，多表现为恶心、呕吐、厌油腻。

2. 肿瘤相关因素：多数恶性肿瘤均可引起程度不等的食欲下降，严重时引起厌食、早饱、味觉改变、恶心、呕吐等症状。此外，癌性贫血、肿瘤引起的电解质紊乱及酸碱平衡失调，如低钾、低钠、各种酸中毒等也会导致食欲下降。

3. 治疗相关因素：许多细胞毒性肿瘤化疗药，如顺铂、环磷酰胺、多柔比星等都有消化道不良反应，如恶心、呕吐、消化道黏膜炎、味觉改变、食欲下降甚至厌食等。放疗如果照射消化系统，会损伤消化道黏膜，导致食欲下降、腹泻、腹胀等症状。

4. 营养相关因素：多种营养素缺乏也是恶性肿瘤患者食欲下降的原因之一，如维生素 B_1 缺乏可影响自主神经功能，导致胃肠动力及食欲缺乏。其他微量营养素，如锌、镁、铁、铜及维生素 A、维生素 B_6、维生素 B_2、维生素 C 等缺乏均可能引起食欲下降或味觉改变。恶性肿瘤细胞还会通过大量消耗支链氨基酸，导致支链

氨基酸缺乏，继而导致食欲抑制。

5. 社会心理因素：恶性肿瘤患者常伴随恐惧、疑虑、焦虑、抑郁等精神症状，也可导致食欲下降及厌食的发生。

（二）消化吸收功能障碍

多种原因导致恶性肿瘤患者发生胃肠功能障碍，如消化道肿瘤导致吞咽困难、肠梗阻，可影响胃肠动力及食物消化吸收；胃癌行大部切除术后造成胃容量减少，消化液分泌不足，内因子减少，也影响食物的摄入量及营养素的消化吸收；肠道肿瘤术后可导致腹泻、便秘等功能紊乱，影响营养素的吸收；部分化疗药及消化道放疗可导致腹泻便秘等，均可影响进食及消化吸收功能。

（三）营养消耗增加

多数肿瘤可导致机体代谢发生改变，机体处于慢性消耗状态。恶性肿瘤患者比一般的患者每天额外多消耗约 300 kcal（1 kcal＝0.239 kJ）的热量。恶性肿瘤患者经常经历大型手术及放化疗等多种抗癌治疗，治疗过程中的发热、感染等都可导致机体应激性营养消耗增加。手术后早期常处于负氮平衡状态，即每天的蛋白质消耗大于蛋白质摄入。

三、恶性肿瘤患者营养治疗的原则

恶性肿瘤患者在治疗过程中需进行营养评估，判断是否因肿瘤本身或治疗因素导致营养状况受损或营养不良。分析个体原因、制定营养治疗计划。营养治疗手段包括营养教育、维持体重、优化饮食，如患者通过饮食未能达到所需能量及蛋白质需求量，可帮助患者进行肠内或肠外营养治疗。恶性肿瘤患者的营养状况，也会随着治疗和机体状况发生变化，需反复再评价，并根据评价的结果及时进行调整。

1. 肿瘤患者的饮食仍然应该是多样化的平衡饮食，以谷类为主：患者每天至少摄入12种食物，包括谷薯类、动物性食物（禽、畜、鱼、虾、蛋）、蔬菜、水果、奶制品和豆制品。饮食清淡，少油少盐少糖。

2. 充足能量与蛋白质，尤其是优质蛋白质：热量摄入不足会导致体重下降，恶性肿瘤患者最好能保持理想体重。理想体重（千克）＝身高（厘米）－105。每日建议摄入谷薯类食物250～400 g，保证适量的全谷类。同时建议肿瘤患者提高蛋白质的摄入，如奶制品、蛋类、鱼虾类及瘦禽畜肉。动物蛋白优于植物蛋白质，少吃红肉及加工肉，多吃白肉。

3. 增加蔬菜、水果的摄入：蔬菜水果含有丰富的维生素、矿物质、抗氧化剂和多种抗癌营养素。推荐每日摄入新鲜当季的蔬菜300～500 g，其中深绿色蔬菜应该占一半以上；水果200～300 g；深绿色及黄色果蔬植物化学物含量最为丰富。多吃具有抗癌作用的蔬菜：西兰花、芥蓝、胡萝卜、番茄、大蒜、蘑菇等。多吃具有抗癌作用的水果：猕猴桃、樱桃、草莓、蓝莓、柑橘、柠檬等。

4. 注意科学的烹调方法及食品卫生：多用蒸、炖、煮、拌的烹调方法，可经常选用微波炉及气蒸的方法，不推荐煎、炸、烧烤等方法。同时注意以合理的温度进食食品，避免过冷过热。避免食品细菌污染，饭前及食品准备前认真洗手，生熟分开，保证家庭饮用水的清洁，低温保存食品等。

对于晚期肿瘤恶病质患者，根据情况给予人工营养（包括肠内或肠外营养）是合理的。适当的肠内肠外营养能改善患者的营养状况，提高其生活质量。

目前尚没有针对恶性肿瘤患者的特殊膳食推荐模式。尽管根据肿瘤细胞的代谢特点，低碳水化合物膳食在临床前动物肿瘤模型中表现出治疗效果，也有部分小样本临床试验显示了生酮饮食（KD）的抗脑胶质瘤的作用，但是这一饮食疗法尚不成熟，在其他不同恶性肿瘤中的作用还需要大样本研究进一步证实。目前，关于恶性患者膳食原则普遍的共识是患者应注意膳食平衡，保证足够的热量和蛋白质摄入，以利于维持体重稳定和氮平衡。此外，应注意增加摄入富含抗氧化营养素的食物，以利于降低放、化疗不良反应。

四、放化疗期间的营养治疗

化疗或放疗时，常有厌油、恶心、呕吐、食欲降低、进食量减少等上消化系统症状，故宜在进行化疗、放疗前先调整膳食营养，增加营养贮备，使营养达到较好的状态。为增加机体抵抗力，可适当补充营养丰富的膳食或营养制剂。化疗或放疗期间，如果患者不能正常进食，应给予清淡、少油、容易消化吸收的流质饮食、半流质饮食以维持营养，使患者能耐受放化疗。

化疗可造成骨髓再生不良，尤以白细胞下降最为明显。为有效预防血象下降，进行化疗的恶性肿瘤患者首先应补充高蛋白质饮食。化疗会损伤味蕾，让一些食物味道变得奇怪，白开水也会让人难以下咽。这时候,要想办法让食物变得更可口一些,让患者尽可能多吃一些。化疗期间患者应少食多餐,这样能更利于食物营养的吸收,而且能减轻恶心呕吐的症状。

放疗会消耗大量的体力、能量及营养素。因此,在放疗中应注意营养的补充,保证足够的蛋白质及能量。除照射腹部时可能有食欲缺乏,甚至还会有恶心、呕吐外,照射其他部位无明显的食欲缺乏。膳食不必过多限制,可少量多餐,供给营养丰富的食物。放疗可引起食管黏膜充血水肿、吞咽困难,应根据患者吞咽情况,配以清淡、少油的浓流质,如牛奶冲鸡蛋、藕粉冲鸡蛋、面糊冲鸡蛋、碎烂面条等,或用管喂膳食。总之,使食物经加工烹调变为极细致、易吞咽,并易消化吸收,同时应注意维生素、矿物质和微量元素的补充。必要时可服用整蛋白型的肠内营养制剂。辐射损伤对营养代谢的影响涉及热量、糖类、脂类、蛋白质、维生素、矿物质和微量元素,影响的程度与放射损伤轻重有关,应注意补充。必要时配合肠内营养相关制品调节营养代谢。

根据患者具体情况,选用合理平衡膳食,制定合理的热量供给量,既满足需要,要保证热量和优质蛋白质,同时摄入足够的维生素和矿物质。食物中应含适量的食物纤维,可预防下消化道肿瘤如结肠或直肠肿瘤等。维生素的补充可通过每天进食足量的新鲜蔬菜和水果。矿物质和微量元素的摄入应通过多样化的食物,满足机体的需要。多食有抗肿瘤作用的食物,如新鲜蔬菜、水果、奶类、大豆制品及蘑菇、银耳、黑木耳等。多饮茶,戒烟限酒。放疗或化疗食欲不好,出现体重持续下降者,应坚持少吃多餐,必要时补充肠内营养制剂。不同肿瘤的放疗、化疗膳食原则可适当调整。

五、各种恶性肿瘤营养治疗的要点

（一）胃、食管恶性肿瘤

胃和食管是人体消化吸收营养的主要途径，胃和食管恶性肿瘤对营养摄入影响较大。应根据肿瘤部位选用合理平衡膳食，尽量做到食物热量足、营养丰富、饭菜细软且易于消化和吸收。

食管癌术后的饮食应该少量多餐，细嚼慢咽，进食不宜过快、过多。避免进食生冷、硬及粗糙的食物，注意食物的细碎度。食物以温食为好，避免进食冷的食物。食管的狭窄部位常对冷食刺激十分明显，容易引起食管痉挛，发生恶心呕吐、疼痛和胀麻等感觉。还需要观察进食后有无梗阻、突然胸闷、胸痛等。避免睡前、躺时进食，避免进食过饱，进食后 2 小时勿平卧，防止反流。腰带不宜系得太紧，进食后应避免低头弯腰的动作。

胃部肿瘤术后应注意选用细软、清淡、容易消化吸收的食物，如鸡蛋羹、面糊汤、藕粉、豆腐脑等。术后饮食应采用“循序渐进、少量多餐”的原则，供应的食物应该细软、清淡、体积小、次数多、易消化。术后开始进食流食，每日可吃 5～6 餐，如各种去油肉汤（鸡、鱼、牛肉等），每餐可由 40 mL 量逐渐增加至 100～200 mL，再逐渐加量至能够耐受量，食物内容增加如稠粥、肉末粥类、小面片、细面条卧蛋等尽量做到糊状、不稀不干。再进一步可增加面包，饼干，以及煮软的鱼、虾、鸡、豆腐、豆腐脑，少纤维的嫩菜叶、软瓜茄类，蒸煮的水果。患者恢复阶段，除油炸食品和含糖高的食物外均可食用。

胃癌患者的胃大部切除后需要注意预防“倾倒综合征”。患者在一次进食较大量和较多种类的食物后，可于饭后10～15分钟出现腹部痉挛、胀满感、伴有脉搏增快、出冷汗、眩晕等，随后是频繁恶心、呕吐。因吃饭引起的这些不良反应，增加了患者的焦虑感，患者越吃越少，易出现体重丢失和营养不良。为预防这种“倾倒综合征”，应注意以下几点：① 减少粮食类食物的摄入，限制单糖类食物，如糖果、冷饮、含糖的甜点心、糕点和含糖饮料等。② 适当增加蛋白质和脂肪的摄入量。③ 少量多餐，吃干的食物，并在两餐之间喝稀的。少喝汤及饮料，尤其是饭后要限制饮水。④ 每次进食不宜太多，可在正餐之间，吃些较容易消化的小食。一般在进餐后，最好能有10～20分钟时间休息，不可马上工作，更忌马上运动。胃癌手术后患者需要克服不敢吃饭的惧怕心理，开始进食吃细软易消化的食物，不断循序渐进地增加食物量，使胃肠道逐步适应，从而过渡到正常膳食。

（二）结直肠恶性肿瘤

结直肠癌术后早期，开始给予流质，随着病情好转逐渐改为半流质及软食。遵循无渣或少渣、少量多餐、循序渐进的饮食原则，以主食为主要能量来源，增加优质蛋白质食物，可食用米汤、藕粉、麦乳精、豆腐脑、蒸蛋羹等。不食或少食油腻的食物，减少带馅的食物，防止肠梗阻的发生。避免粗纤维的蔬菜水果，如芹菜、韭菜、水果皮、籽等。

结直肠癌术后恢复期，应给予高热量、高蛋白、低脂肪、低膳食纤维的饮食，平时以米、面类为主，增加优质蛋白的摄入，如鸡蛋、牛奶、嫩瘦肉等，不食或者少食油腻的食物，酌情补充膳食纤维，注意适量选择新鲜蔬菜或水果。

结直肠癌术后造口患者饮食的总原则为：全面、均衡、营养、易消化。全面、均衡、营养的饮食不论是对造口者的术后恢复及居家都是非常重要的，应尽量摄入多样化的食物，如谷类、肉类、豆制品类、蔬菜水果等。造口患者常存有这样的饮食误区：什么都不敢吃，不吃水果、不吃蔬菜、不吃海鲜和纤维多的食物，甚至水也不敢多喝。其实，肠造口手术不过是排便部位发生了改变，患者的消化吸收功能并没有丧失，因此不需要有太多忌口。

回肠空肠造口易堵塞，患者应少吃易造成造口阻塞食物和高纤维食物，如硬壳类食物、果皮、煎炸食物、芹菜、荠菜、韭菜、蘑菇、玉米、葡萄干、花生等，同时保证每日饮 2 000～3 000 mL 水分(汤)。

造口患者常出现胀气。胃肠气体 70％来自吞咽，20％来自细菌发酵。避免食用产气食物，如红薯、番薯、花椰菜、萝卜、青椒、豆类(黄豆、蚕豆、扁豆、豌豆)、乳制品、碳酸饮料(汽水)、啤酒等；不要用吸管喝饮料、不要嚼口香糖、不要吸烟；尽量定时进餐，这样可避免让肠道排空太久；进餐时细嚼慢咽，心情放松，匆忙进食易吸入气体引起腹胀气；要闭上嘴咀嚼食物，进食时少说话。

造口患者还会受到异味问题困扰。造口术后的异味，会影响情绪以及进餐，可以在日常生活中注意观察哪些食物在进食后会产生不良气味较严重，而且每个人消化吸收不同，影响食物也会有不同；避免食用产生异味的食物，包括洋葱、韭菜、大葱、蒜、过量的肉食海鲜等。

造口患者比一般患者更容易出现腹泻。引起腹泻的主要原因是吃不洁饮食、水或饮料，所以一定要注意食品卫生，特别是在外就餐。避免辛辣、过冷、过热、油腻食物、酒类，以免引起腹泻；腹泻时可食用香蕉、苹果酱、花生酱、米饭以硬化松软的粪便；若发生腹泻可以喝含钾、钠高的溶液，如盐水、果汁，以补充水及电解质；随身携带造口袋，以便随时更换，并做好造口周围皮肤的清洁；严重腹泻时应到医院就诊，必要时在医生指导下服用缓泻药。

造口患者也易出现便秘。造口者的大便稠度与所进食食物种类有关，也与饮食的时间、次数、情绪、药物和疾病等有关。便秘常由于饮食调配不当，过少食物或水分、错误的灌洗方法、情绪紧张、排便习惯受到扰乱以及有便秘史等原因。便秘的患者应摄入充足的水分，平时生活中多吃新鲜蔬菜、水果，增加纤维食物，以促进肠蠕动，保持大便通畅；早晨起床后，喝冷开水 500～1 000 mL，有助于排便；早晨起床后，当有便意时，抓住时机，立即上厕所；适当添加益生菌，调节肠道功能；发生便秘时可用手在脐部周围顺时针按摩，促进肠蠕动；若便秘严重应到医院就诊，在医生指导下服用泻药。

（三）乳腺癌

乳腺癌患者的食欲和消化功能一般不受影响，总体营养状况良好。乳腺癌术后尽量保证平衡膳食，食物多样化，建议低脂肪、低胆固醇、优质蛋白质饮食，少吃油腻性食物及高动物脂肪食物；不要暴饮暴食、饮食过饱，建议饮食有节，要定时、定量进食。不建议米面过精，应适当多吃粗粮，如玉米、豆类等杂粮。尽量避免霉变、高温油炸、烤煳焦化、烟熏、腌制食物，如咸鱼、腌菜等食物。少食辛辣刺激性食物等。

（四）肝胆胰恶性肿瘤

肝胆胰肿瘤患者的膳食应以高蛋白质、高维生素、高热量为主，但肝功能障碍、肝功能失代偿的患者应遵医嘱，限制水、盐及蛋白质等摄取。应戒除烟酒，不食油煎油炸、辛辣刺激性食物。多食用富含维生素、矿物质及微量元素和食物纤维的食品，如新鲜的蔬菜、水果、冬菇及海产品等。胆囊切除后应限制脂肪的摄入，选用低脂肪膳食，少量多餐，每日脂肪控制在 40 g 以下。胰腺肿瘤术后可有脂肪消化吸收障碍和血糖增高，应选用低脂肪高食物纤维膳食。多吃绿叶蔬菜和新鲜水果，忌刺激性食物及强烈调味品；忌烟戒酒，多饮水，多喝茶。

（五）泌尿系统恶性肿瘤

选用平衡膳食，制定合理的热量供给量，以达到既能满足机体的需要，又能避免热量过多。食物应含适量食物纤维，维生素应供给充足，每日进食新鲜的蔬菜和水果，如番茄、胡萝卜、十字花科类蔬菜、猕猴桃等、豆类及其制品、菌菇类食品；矿物质和微量元素的摄入量应能满足机体的需要。选用低脂高膳食纤维适量蛋白质膳食，少吃刺激性食物及强烈调味品；戒烟戒酒，多饮水，多喝茶。

（六）鼻咽恶性肿瘤

膳食宜均衡，多吃蔬菜、水果，少吃或不吃咸、腌、熏的食品。膳食宜清淡，不宜吃辛辣刺激食品，不宜过量饮酒，不宜吃生冷及肥腻的食品，尤其是放疗、化疗期间的患者，应选用容易消化、营养丰富、新鲜美味的食品。应改变不良膳食习惯，应尽量少吃或不吃腌腊制品、熏烤食品等含有致癌物质的食品。不食咸鱼、腌菜等易致肿瘤的食物。推荐经常饮茶，尤其是绿茶，能阻止致癌物质亚硝胺在体内的合成和防止亚硝酸致肿瘤，另外，葡萄、番茄、白萝卜、大蒜、香菇、薏苡仁(薏米)等食物可以常吃。重视补充具有防肿瘤作用的微量元素,如铜和硒、蛋黄、贝壳类、甲鱼、黑木耳等铜含量较为丰富;动物肝、肾、蛋、豆类、芝麻等硒含量丰富。

(七) 肺恶性肿瘤

应尽量少吃或不吃腌腊制品、熏烤等含有致肿瘤物质的食品,少吃刺激性食物,如辣椒、生葱、肥肉、虾蟹等。多吃富含维生素 A 及维生素 C 的食物,如胡萝卜、葡萄、百合、香菇、炒杏仁、白果、核桃仁、芦笋、梨等。饮茶,茶能阻止致肿瘤物质亚硝胺在体内合成和防止亚硝胺致肿瘤,饮茶还具有抗辐射效应。重视补充有防肿瘤作用的微量元素。铜具有阻断亚硝胺作用,含铜食物如蛋黄、贝壳类、甲鱼、黑木耳等。硒含量不足易患肿瘤,含硒丰富的食物如动物肝肾、蛋类、豆类及各种菌菇。

(八) 血液恶性肿瘤

由于接受化学药物治疗,患者唾液分泌往往减少,消化酶亦相应减少,味觉较差,常出现胃口不好、腹胀等症状,故应选择色、香、味俱佳,且易消化的食物。为促进食欲,应常变换饭菜的花样。需要长期服用激素的患者,容易发生消化性溃疡和骨质疏松。另外,为了预防骨质疏松,可选择含钙高的食物如瘦肉、豆制品、虾皮、牛奶、鱼类、蛋类等。

血液恶性肿瘤患者,如接受骨髓移植应根据所受照射剂量的大小、病情轻重、病程阶段及个体差异进行膳食配制,供给足够营养,给予高热量高蛋白高维生素膳食,给予细软易消化的食物,避免机械性和化学性刺激的食物,少量多餐,膳食要逐渐加量,以保护胃肠功能。骨髓移植前后患者白细胞数目明显减少、吞噬能力下降、抗体减少、免疫功能减低，极易发生感染。因此，所进食的食物需经消毒处理后成为无菌食物再食用。

要注意食物用量，不应超过患者的耐受量。否则，易引起消化吸收不良，特别是假愈期患者食欲较好，膳食量更应注意逐渐增加。同时要注意膳食性质，以少渣、细软的高蛋白半流质为宜，可给予牛奶、鸡泥、蒸蛋羹、小肉丸等。各种食物均应切碎煮烂，不用易产酸产气的、生冷的、油煎炸的以及食物纤维多的食物，以减少对消化管的刺激。烹调方法采用蒸、煮、汆、烩、焖、炖等。在选择食物方面可选择具有抗氧化活性的及对辐射损伤有防治作用的食物，如牛奶、蛋类、动物肝、花菜、卷心菜、茄子、扁豆、胡萝卜、黄瓜、番茄、香蕉、苹果、酵母等。移植患者在预处理后早期多发生胃肠反应，如恶心呕吐、食欲缺乏及腹泻等，食物摄入量减少，消耗则增加，致使患者的营养状况有所恶化，不利于造血的重建和机体的恢复。因此，维持患者的营养是重要的治疗环节。患者如能进食，宜给予易消化的高蛋白高能量高维生素膳食。

六、恶性肿瘤患者常见饮食问题的对策

主要是对患者常见的饮食营养问题给予针对性的指导，通过合理调配饮食，来改善患者全身营养状况，提高患者对手术、化疗、放疗的耐受性，增强治癌效果。

（一）厌食

厌食是肿瘤患者最常见的消化系统表现。恶性肿瘤生长过程

中的毒素作用，放、化疗造成的暂时性味觉改变，都会使患者产生厌食症状。患者应少量多餐，因为一般清晨反应最轻，所以要鼓励患者在早餐多进食。化疗期间患者进食应适量，口味宜清淡，加强营养可在化疗反应过去之后进行。增加酸甜口味（如酸梅汤、果汁、酸奶等）常可刺激食欲。吃一些清淡爽口的生拌凉菜和水果，常具有明显的开胃作用。还可适当增加醋、茄汁等调味品。如果患者厌油腻荤腥，可换些蛋白质含量丰富的非肉类食物，如奶酪、鸡蛋饼、咸鸭蛋等。

（二）恶心呕吐

恶心、呕吐明显时，应以温和、无刺激食物为主。可多吃些以碳水化合物为主的食物，如饼干、面包、馒头等，避免太油腻或太甜。化疗前 2 小时应避免进食，吃饭要先干后稀，吃饭时不喝水不喝汤，细嚼慢咽。饭后 1 小时内不要平卧，可以散步。起床前后或运动前建议吃干的食物，避免冷热食物的刺激。生姜片咀嚼含咽或生姜煮汤食用具有较好的止吐作用。对于恶心呕吐严重的患者，要耐心说服并鼓励其要尽量多吃，不要害怕吃后呕吐，应吐后继续吃。吃一口算一口，多吃一口食物，就能多获得一口食物的营养！多增加一分抵抗疾病的物质力量！

（三）口腔溃疡

化疗造成机体免疫力降低，口腔自洁作用减弱，口腔细菌大量繁殖，使口腔黏膜破损形成溃疡。应避免食用太热、酸性太强，或粗糙、生硬、刺激性食物与饮料，如浓咖啡、辣椒等。食物和饮料以室温为宜，细嚼慢咽，进食后用温水或漱口水漱口，每日刷牙 3 次。

(四) 口干

化疗后期常出现口腔黏膜发炎，使喉部有灼热感，引起口干。可多吃一些滋阴生津的甘凉食物，如绿豆汤、冬瓜汤、西瓜、梨等。改善口干的方法：经常漱口，保持口腔湿润；每日至少喝 2 000 mL 水，淡茶水和柠檬汁有助于降低口干的感觉；室内保持一定的湿度；食物可制成果冻，肉泥冻，亦可和肉汁、肉汤一起进食，有助于吞咽。

(五) 便秘

建议每日食用 1～2 顿粗粮：用加了小米、玉米、薏苡仁、高粱米做成的杂粮饭来代替白米饭，用加了赤豆、绿豆、芸豆做成的八宝粥来代替白米粥，也可以用红薯、土豆、芋头等薯类食物代替部分主食。多吃膳食纤维含量高的蔬菜水果，如胡萝卜、芹菜、茭白、竹笋、大白菜、莴笋、菌菇类、桃、火龙果、苹果、菠萝等。每日饮用 6～8 杯水，不能等到渴了的时候再喝水。同时要养成定时排便的习惯。

七、肿瘤患者常见饮食营养误区

1. 恶性肿瘤患者治疗过程中都会变瘦，不必太在意？

很多恶性肿瘤患者在治疗过程中都会出现体重持续下降，逐渐变瘦的情况。患者本人和家属都没有注意到这种情况的严重性。恶性肿瘤患者出现体重持续下降的原因一般有以下几个方面：① 接受放射、化疗时，会因为不良反应如口腔溃疡、恶心，食欲不佳导致体重下降；② 癌细胞与正常细胞争抢营养，病体对抗肿瘤消耗体力；③ 食道、胃等消化系统的恶性肿瘤影响养分吸收。在这个过程中，体重与患者的治疗效果有很大关系，一般来说治疗如果有效，肿瘤得到控制的情况下，不良反应消失后体重会很快恢复。尤其是消化系统肿瘤，这种表现尤其明显。在治疗过程中如果患者体重持续下降一定要考虑原因，如果是治疗的不良反应引起的则需要通过一些方式减轻不良反应，增加耐受；如果是因为消化道肿瘤影响吸收，则可以通过在正常饮食的基础上，补充肠内营养剂，提高营养成分摄入。如果放任体重持续下降而不管，会严重影响患者的健康状况和治疗效果。而对于那些出现体重持续下降的患者，在给予正规抗癌治疗的同时给予适当的营养支持，对改善患者身体状况，提升存活率大有帮助。

2. 不吃有营养的食物，可以“饿死”肿瘤？

有些肿瘤患者可能有这样一种观念，就是营养越好，肿瘤生长得越快。他们担心日常饮食的营养会促进肿瘤生长，从而减少营养摄入。更有甚者，希望通过“饥饿”疗法把肿瘤细胞“饿”死。殊不知，这样做的结果是肿瘤患者自己最终被“饿”死了。门诊经常碰到很瘦的患者，以素食为主，很少吃肉和蛋之类的食物。还有很多肿瘤患者在去世前，往往瘦得皮包骨头，羸弱不堪。

实际上，肿瘤细胞的增长与患者吃多少营养并无直接关系。癌细胞是一种恶性增殖的特殊细胞，不管吃不吃，癌细胞都能抢夺正常细胞的养分，即使已经患上营养不良，癌细胞都能照样增长。饥饿只会让患者身体消耗地更快，加速疾病恶化。目前无证据显示人体增加营养，会促使癌细胞成长更快。不给营养，本来可以抵抗肿瘤的免疫细胞就不能发挥功能，而肿瘤细胞仍然会掠夺正常细胞的营养，结果饿死的只能是患者本人，而不是肿瘤细胞。

营养不良的人群更加容易发生肿瘤，营养不良的肿瘤患者并发症更多、生活质量更低、临床预后更差、生存时间更短。目前肿瘤治疗的多项指南中都认为营养支持应该成为肿瘤患者的基本治疗措施。临床实践中，可以看到营养状况好的患者对抗肿瘤治疗的耐受性和预后方面都明显要好于营养状况差、消瘦的患者。

肿瘤的“饥饿疗法”确实是有的，这个概念已经提出几十年，但它指的是通过药物或其他方法来切断供给肿瘤组织营养的血管，从而“饿死”肿瘤，并非是让患者挨饿。想通过减少进食来“饿死”肿瘤的想法缺少科学依据。

3. 肿瘤患者都需要严格忌口？

忌口，是肿瘤患者在治疗中经常提出的问题。肿瘤患者是否必须忌口，历来看法不同，中医和西医之间有争论，中医之间也有争论。同样是忌口，哪些食物要忌口，也是意见相悖。在以前的很长一段时期内，中医的忌口主要是针对“热病”而言的。热病一般是指急性传染病、炎症疾病和许多有发热症状的疾病，这些疾病需要忌口是与当时缺乏有效的治疗手段有关。现在，这些疾病已经有了许多有效的抗生素，故对这类疾病不再强调忌口。还有很多忌口是与过敏性疾患有关，如哮喘、荨麻疹、过敏性皮炎等，患有这些疾病确实不能吃引发过敏的食物。但是，肿瘤既非过敏性疾病，也非传统意义上的疮疡肿毒，所以肿瘤并不属于需要严格忌口的疾病。

事实上，成千上万的肿瘤患者，有许多已不是早期，手术或放化疗后并未忌口，在食谱中鸡、鱼、虾、海鲜也未禁绝，有的还吃羊肉、兔肉、牛肉，均未见因此而复发。在临床实践中，并没有因忌口不严，导致病情复发、恶化的病例，将复发和转移归于忌口不严是没有科学根据的。相反却有许多患者因为严格忌口导致食物种类严重受限，造成营养不均衡和营养不良，不能耐受放疗和化疗，使治疗被迫中断。所以，肿瘤患者不应盲目忌口！对肿瘤患者来说，只要饮食结构合理，食物种类多样化有益。很多医生都建议，肿瘤患者根据自身情况，忌口不宜太严，食谱不宜太窄，盲目忌口只能加重病情。

4. 肿瘤患者不能吃“发物”？

“发物”是一个典型的民间说法，在不同地区、不同经济文化背景、不同价值观念、不同民族、不同信仰、不同年龄之间都存在较大差异。“发物”的说法，不但没有得到现代医学的认可，在权威医学教科书和期刊杂志上，均找不到其确切的定义，就是在中医学书籍里也难以找到明确而统一的说法。发物的说法在民间广泛流传，主要是古代人在观察能力落后，知识有限的情况下，没有能力找出疾病的病因，只能根据事物发展的特征进行粗糙地提炼。

实际上，到底哪些食物属于“发物”，各地说法不一，各人说法也不同，甚至一人一个说法，而且常常互相矛盾。比如，有人说无鳞鱼是发物，但也有人说鲤鱼(有鳞)是发物，那鱼鳞和发物之间到底有什么关系呢？有人说老母鸡是发物，也有人说公鸡是发物，那是不是可以说鸡都是发物呢？有人说猪头肉、动物内脏是发物，也有人说不是。因为看不到主张这些说法的人到底有什么依据，所以，我们根本无法分辨谁对谁错。结果造成很多人“宁可信其有，不可信其无”，把上述所有的说法都照单全收，且互相累加，形成一个长长的“发物”名单：鸡、鸡蛋、牛肉、牛奶、各种鱼虾等大部分动物性食物都赫然在列！人们惊奇地发现，如果把不同背景下恶性肿瘤患者的禁忌食物都汇集在一起，恶性肿瘤患者真没有什么可以吃的食物了，而且这些禁忌的“发物”，很多都是优质蛋白质主要来源的动物性食物，把这些食物都当作“发物”而禁食，结果造成患者营养状况日趋恶化，对治疗康复不利。

中医说的“发物”，其实更多的是针对过敏而言的，而不是恶性肿瘤。很多中医专家也认为不应该严格限制动物性食物，羊肉、牛肉、鸡肉、鱼，肿瘤患者都是可以吃的。鸡蛋、牛奶等食物也都是非常有营养的食物，恶性肿瘤患者尤其在手术、放化疗后，身体虚弱，应当吃这些食物补养身体，增强体质和抗癌能力。

5. 肿瘤患者不能吃鸡肉和鸡蛋?

如果问一问肿瘤患者不吃什么食物，那么最常见的答案就是鸡和鸡蛋。鸡和鸡蛋都是很常见的食物，烹饪方法多样，味道也非常鲜美。不吃鸡和鸡蛋的肿瘤患者，往往以鸭和鸭蛋代替，但是再怎么做，味道也不如鸡肉和鸡蛋。很多患者或家属也相信“鸡肉和鸡蛋都是发物，会导致肿瘤复发和转移”。这些认识一般来自患者、亲戚朋友或者网络，而且相对于专业医生的话，患者和家属更愿意相信这些非正规途径得来的信息，越是流传的他们越是相信。其实，这种说法完全没有科学证据，鸡肉和鸡蛋都是非常有营养的食物，是恶性肿瘤患者，特别是营养不良的恶性肿瘤患者最需要的食物之一。研究表明，鸡肉的蛋白质中富含必需氨基酸，是优质蛋白质的来源，鸡肉与牛肉和猪肉比较，其蛋白质的质量更高，而脂肪含量更低。鸡蛋的营养更丰富，一个鸡蛋重约 50 g，含蛋白质 7 g、脂肪 6 g、30 mg 钙、1.5 mg 铁，720 U 的维生素 A。一个鸡蛋所含的维生素 B_{12} 几乎可满足人体一日所需。鸡蛋含有所有人体必需氨基酸，这些必需氨基酸的比例与人体需要量模式最接近，最适合人体利用，是最好的优质蛋白质来源。所以，鸡蛋蛋白质经常作为评价其他食物蛋白质质量的标准。恶性肿瘤患者尤其在手术、放化疗后，身体虚弱，应当吃些鸡肉和鸡蛋来补养身体，增强体质和抗癌能力。

还有一些人认为鸡是打激素催熟的，乳腺癌患者不能吃，这其实也是一个误区。乳腺癌确实是雌激素依赖性肿瘤，其发生发展与体内雌激素水平密切相关。但是，养鸡场是不可能给鸡打激素的，成本太高，也无法操作。目前也没有证据表明吃鸡肉会提高人体雌激素的水平，乳腺癌患者适量吃鸡肉也是可以的。

6. 吃肉类会助长癌细胞，吃素比较好？

很多患者或家属相信“吃鱼、鸡肉、牛肉等对身体不好”，认为各种肉类是“发物”，会引起伤口不愈合，所以术后长时间吃素食。长期吃严格的素食，会造成患者出现热量、优质蛋白质摄入不足，组织细胞修复的必须成分不足而引起伤口不愈合，同时免疫力持续下降还会增加感染机会。很多研究都表明，肉类不会加速人体肿瘤癌细胞生长，而且肉类是人体修复自身的优质蛋白质的重要来源，只吃素，不吃肉，人体就会缺乏优质蛋白质，所以吃素并不是一种健康的饮食方式。恶性肿瘤患者除多吃各种蔬菜水果，更要补充全谷、豆类、肉、蛋、奶，保证每日摄入食物多样的荤素搭配的均衡饮食，这样可以帮助机体尽快恢复健康。

7. 多给患者喝汤就可补充营养？

很多人都相信“营养都在汤里”，经过几个小时的熬煮后，食材中大部分的营养都已经进入汤了。所以在为肿瘤患者准备膳食的时候多离不开各种“补汤”——乌鸡汤、牛尾汤、鱼汤、鸽子汤、猪蹄汤、骨头汤等。喝了那么多的汤，为什么患者却越来越瘦了呢?

患者家属常常给肿瘤患者准备了熬制多时的营养汤,并且嘱咐患者,喝汤就行,汤里的肉和汤渣都是食之无味的废料,可以丢弃了。其实,这样做是错误的。汤里面的营养成分很少。对汤的营养成分分析表明,汤主要含少量的游离氨基酸和少量的钠钾钙镁等离子。无论煲汤的时间有多长,食材中的营养都不能完全溶解在汤里。有测试表明,肉类中的营养能溶入汤中的最多也不超过10%,即使用高压锅煲汤也不能再增加了。其实,食材的大部分营养,特别是肿瘤患者急需的蛋白质,都留在汤渣里了。肿瘤患者如果大量喝汤,还会影响其他食物的摄入,膳食单一,反而会导致营养不良。而且人的进食量有限,一些肿瘤患者又胃口不佳,往往喝了汤就吃不下肉,所以在病房中经常可以看到“患者喝汤、家属吃肉”的奇怪情景。肿瘤患者可以少量喝汤,喝汤可以补水和促进食欲,但应该把汤里的肉和“汤渣”一起吃掉。如果只喝汤不吃肉,那实在有些得不偿失!

8. 得了恶性肿瘤就不能吃辣了?

很多恶性肿瘤患者经常听到要忌“辛辣”饮食,那是不是得了恶性肿瘤就不能吃辣的了?其实,国内很多地方吃辣已经成为习惯,然而并没有在肿瘤的发病率、病死率等方面高于其他地区。也有一些说法,吃辣会刺激肿瘤生长加速,但这种说法并没有足够的科学根据。2015年国际权威医学杂志《英国医学杂志》发表了中国慢性病前瞻性研究的结果,发现与不常吃辣食的个体(<1天/周)相比,常吃辣食者(6～7天/周)的总死亡风险降低了14%。该研究同时发现,常吃辣食者死于肿瘤、缺血性心脏病和呼吸系统疾病的风险也存在类似的降低。

很多患者从小就习惯了吃辣，只有吃辣食物才有食欲。而得了肿瘤之后，因为这样误解，则被要求完全忌辣，这样一来，肿瘤本身以及放化疗都会引起食欲减退，再加上改变吃辣饮食习惯，往往会让患者更加没有食欲，这样对患者的康复没有任何好处。在患者食欲不振时，适当吃一点辣，能够刺激唾液和胃液分泌，增加食欲，促进胃肠蠕动，帮助消化，帮助患者多摄入一些食物，这其实是对患者补充营养是有帮助的。

当然，吃辣也要适可而止，过于辛辣对胃肠道是一种破坏，对心血管也是一种刺激。如果患者同时合并胃溃疡、胃炎、胆囊炎、胆石症、慢性胰腺炎、便秘、痔疮、肛裂、高血压、冠心病，都要适当减少吃辣。

9. 乳腺癌患者不能吃豆制品？

很多女性乳腺癌患者都会关注这样一个问题：乳腺癌是不是不能吃豆制品？因为她们听说，豆制品含有植物雌激素，会促使体内雌激素水平偏高，促进乳腺的复发和转移。这是真的吗？

“豆制品促进乳腺癌”这种说法是错误的。女性体内雌激素水平过高确实有诱发乳腺增生和乳腺癌的危险。豆制品含有的植物雌激素，也就是大豆异黄酮，它在结构与功能上都与人体雌激素相似。它同样能和雌激素受体结合，但是其活性只有人体雌激素的1/100左右。在人体雌激素水平较低的时候，它可以适当弥补雌激素的不足；但是在人体雌激素水平较高的时候，大豆异黄酮与雌激素结合后，由于其较低的活性，反而降低了体内雌激素的作用。因此，豆制品中的植物雌激素在女性体内的作用是双向的，是人体雌激素的调节剂。它不但不会增加乳腺癌风险，反而有抗癌作用。除此之外，豆制品中还含有其他很多抑制细胞过度增殖的营养成分。2009 年,《美国临床营养学》上一篇针对七万多名中国女性的研究发现,从青春期就开始摄入较多豆制品的人,绝经前患乳腺癌的风险比摄入较少的人降低约 40%。2012 年,该杂志又发表了一篇中美合作的调查,研究者对 9 514 位中美乳腺癌患者进行了平均 7.4 年的跟踪调查,发现那些摄入豆制品最多的患者,乳腺癌死亡风险及复发风险比摄入量最低的人降低 30%左右。这些研究说明,乳腺癌患者适当吃一些豆制品不但没有害处,还有很多好处。

10. 只要能输营养液,吃不下也没关系?

很多恶性肿瘤的患者住院后会要求医生输营养液,认为通过静脉补充几天营养,身体就会更好,不吃都没关系,而实际上,人体肠道的营养来源主要是靠食物进入肠道吸收的,肠道黏膜上的细胞,有 80%的营养需要靠摄入的食物直接供应。如果长时间不进食,肠黏膜就会萎缩,引起肠道菌群失调和肠道屏障功能的破坏,肠道内的有害细菌就会侵入血液,导致各种组织器官出现感染。因此只要患者能吃,就一定要尽量通过正常方式摄入营养成分,补充的方式可以通过正常饮食,也可以通过流质、半流质饮食,也可以用肠内营养制剂进行。静脉给予脂肪乳氨基酸等营养成分,往往很难为人体吸收,更多是以能量形式消耗掉,甚至普通的点滴,还不如喝运动饮料更能补充体力。即使是医疗用完整营养配方的静脉营养(包括碳水化合物、氨基酸、脂肪乳剂、电解质、维生素、微量元素),可维持改善病危、无法进食的患者营养代谢,但也不宜长期使用。

总的来说,肿瘤患者因为恶性肿瘤本身的消耗以及治疗带来的影响,对营养的摄取相对于健康人群要求更加细致,营养一方面要有侧重，另一方面也更需要均衡，切不可因为一些流传的说法而对患者饮食给予限制，如果患者和家属对于营养方面有疑问可以咨询正规医院专业的医生、护士和营养师。

第五章

肿瘤患者出院后康复训练指导

肿瘤患者出院后进行康复训练，目的是为了提高体能，增加免疫力，同时改善全身活动能力。内容包括 4 套训练动作：全身训练、上肢力量训练、下肢力量及步行训练、腰背肌训练。

一、全身训练

以提高全身活动能力为目的。

1. 呼吸运动训练：如腹式呼吸；唱歌。一只手放在胸部，一只手放于腹部，吸气的时候鼓肚子，呼气的时候一只手放松，每次吸气和吐气的时间可以控制在 15 秒左右，吸入气体后坚持 2～3 秒，然后再缓慢地吐出，每 5～10 分钟后可以进行一次锻炼，每次锻炼的时间可以维持在 20～30 分钟，依据每个人的体质状况不同，腹式呼吸的锻炼可以逐次增加，循序渐进(图 5－1)。

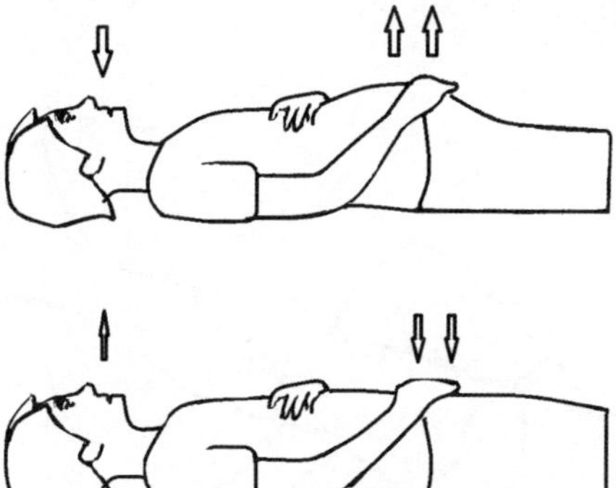

图 5－1　腹式呼吸

2. 有氧训练，如游泳，上、下楼梯，有氧体操，太极拳等(图 5－2)。

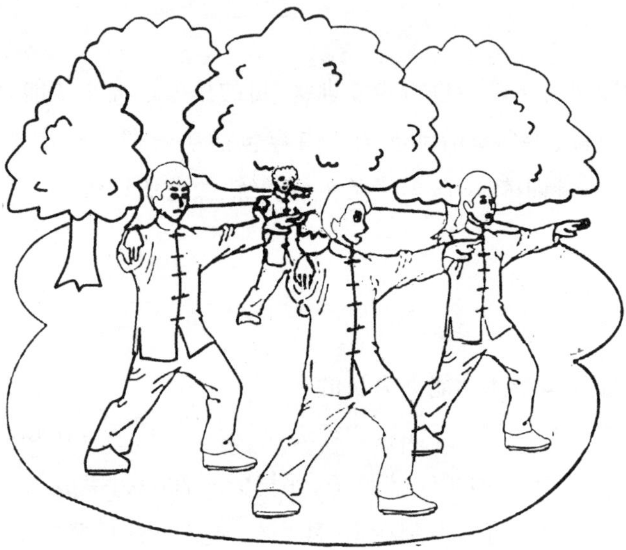

图 5－2　太极拳

3. 直腿抬高练习：平躺在床上，膝关节尽量伸直抬高至足跟离床面 15～20 cm；保持 5～10 秒，回到原位；放松 5 秒，每组 10 次，每日 2～3 组(图 5－3)。

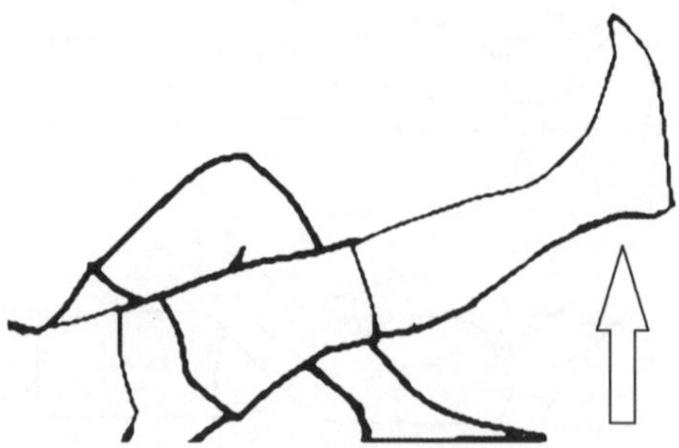

图 5－3　直腿抬高练习

4. 髋周肌力训练：身体侧卧在垫子上，双腿伸直，上腿放在凳子上，下腿在垫子上进行上下伸展；如此每组做 10 次，每日 2～3 组，再换另一边(图 5-4)。

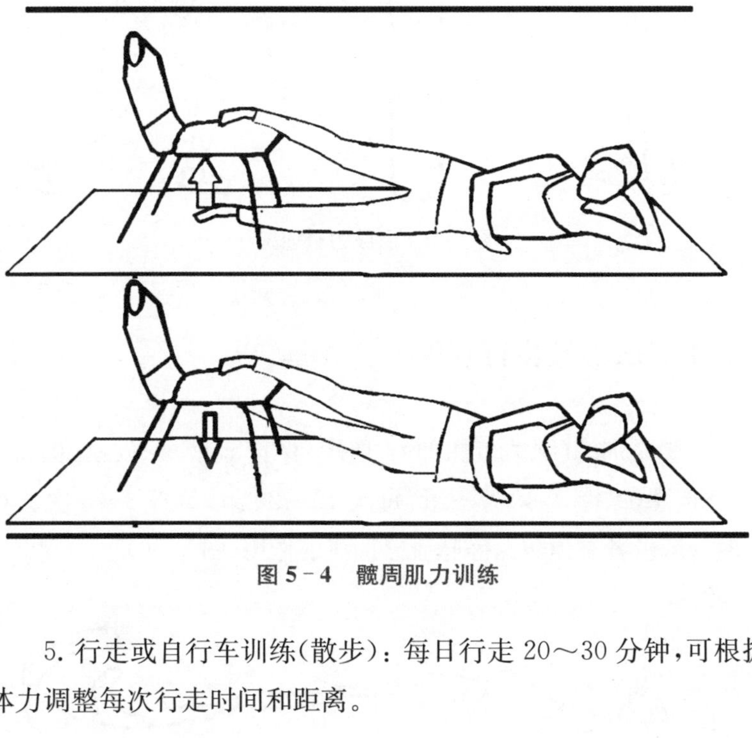

图 5-4　髋周肌力训练

5. 行走或自行车训练(散步)：每日行走 20～30 分钟，可根据体力调整每次行走时间和距离。

二、上肢力量训练

手握重物或牵拉弹力带，进行屈肘伸肘及上臂肌力训练；每组 10～15 次，每日 2～3 组(图 5-5)。

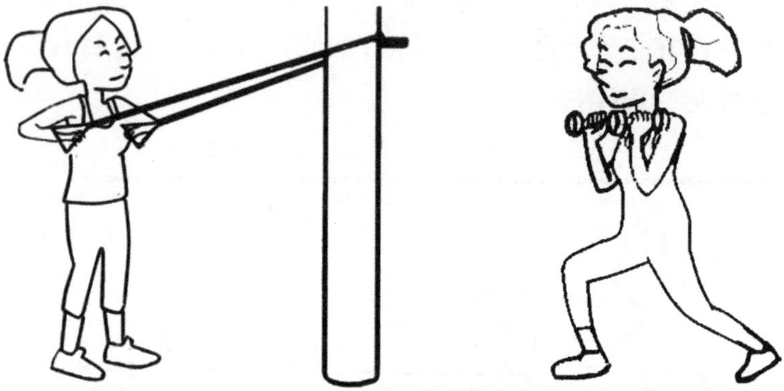

图 5-5　上肢力量训练

三、下肢肌力及步行训练

1. 踝泵训练(踝关节屈伸)：屈踝(保持 5 秒)→放松(保持 3 秒)→伸踝(保持 5 秒)为一组，每次 10～20 组，每日 3～5 次。对长期卧床患者有预防深静脉血栓形成的作用(图 5-6)。

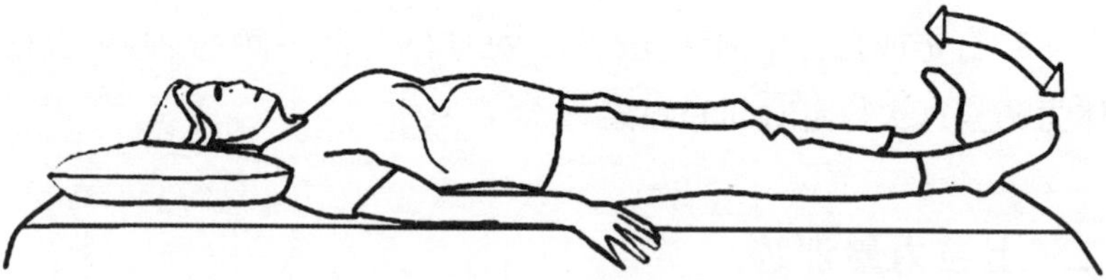

图 5-6　踝泵训练

2. 股四头肌肌力训练：准备一块毛巾，卷起，取仰卧位，将毛巾垫在膝盖下，膝关节用力向下压毛巾卷，保持 5～10 秒，然后放松 5 秒左右，如此进行 15～20 次，再换另一边(图 5-7)。

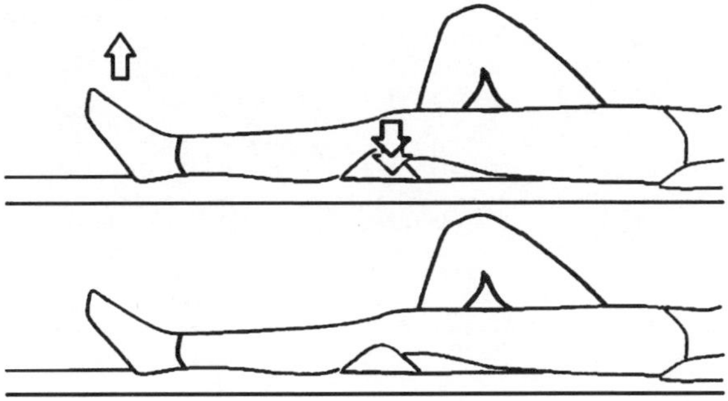

图 5-7 股四头肌肌力训练

四、腰背肌训练

主要以“桥式”运动为主。仰卧在垫子上，双腿屈曲略宽于肩，脚跟踩地发力将臀部抬起至大腿与身体呈一条直线，臀部抬起时上背部支撑地面，下落时下背部贴地，但臀部悬空(图 5-8)。

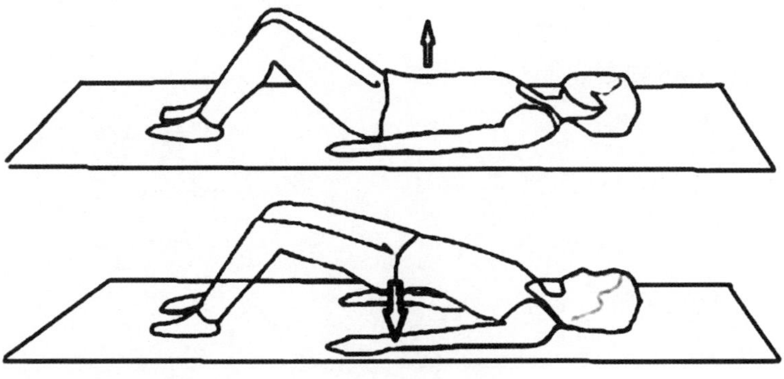

图 5-8 腰背肌训练

以上咨询意见仅供参考。如果临床医师对你的康复训练有特殊要求，请遵守医嘱。

第六章

专利——护理用具介绍

一、一种微量输注泵的便携袋(专利号: 2017 2 0244606.9)

微量输注泵临床上广泛用于术后患者输注麻醉药品、肿瘤患者持续化疗。微量输注泵的外壳一般都是透明的,若遇持续输注避光类的化疗药时,透明外壳便不能满足;且目前患者在使用该输注泵时都会遇到肢体活动、日常进食、洗漱如厕、夜间睡眠时摆放泵体等问题,甚至有泵体掉落、受压的现象,这些将直接影响临床治疗效果。

一种微量输注泵的便携袋由袋主体、观察仓盖、手臂固定带、背带等组成。使用时翻开观察仓盖,将微量输注泵放入袋主体中,将泵上有条形码的部分显示在观察窗中,收紧松紧绳,将微量输注泵固定,盖好观察仓盖;需要肩背时,将背带从小袋中取出,通过纽扣和袋主体连接,可将背带背在肩上;如需将微量输注泵绑在手臂上,将背带收纳在袋主体上的小袋中,把手臂固定带套在手臂上,通过松紧带固定。需要观察药液囊状态、了解剩余的药液时,只要翻开观察仓盖就能观察了解(图 6-1)。

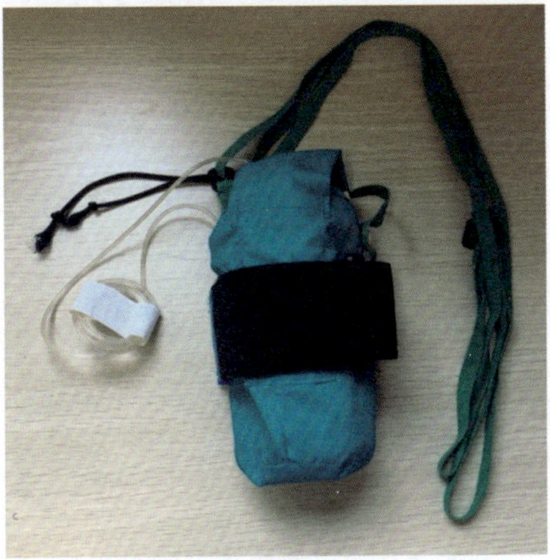

图 6-1 一种微量输注泵的便携袋实物图

发明人:陈怡雯

二、一种持续引流袋的便携袋(专利号: ZL 2018 2 0237334.4)

一次性引流袋已广泛运用于临床,是一种可与各种引流管连接引流液体的医疗用品。若患者上下床、外出行走时都要将引流袋手提或者固定于衣服上,容易造成导管滑脱及其他严重并发症的发生,影响患者的治疗效果,引发护理非计划拔管不良事件的发生。我们设计了一种持续引流袋的便携袋,以解决引流袋在持续使用期间遇到的问题。

一种持续引流袋的便携袋主要由袋主体、观察仓盖、引流液色卡及背带等组成。使用时,翻开观察仓盖,将持续引流袋放入袋主体中,引流袋引流量标识部分显示在观察窗中,系好便携袋内两侧系带,将引流袋固定,拉起上下拉链,盖好观察仓盖;需要肩背时,将背带从小袋中取出;如果需要将便携袋挂于床旁,将背带收纳在袋主体上的小袋中,通过系带将便携袋固定于床旁。需要观察引流液色、质、量时,翻开观察仓盖,就能了解。需要排放引流液时,只要打开拉链,就能倾倒(图 6-2)。

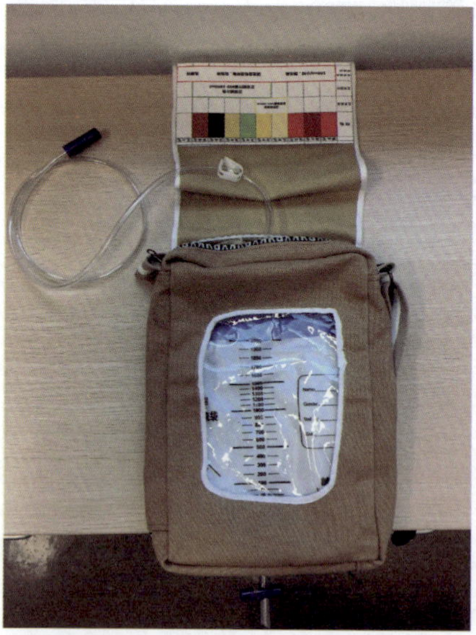

图 6-2　一种持续引流袋的便携袋实物图

发明人:陈怡雯、周子琳

三、一种简化的患者主观整体评估用营养自测盘(专利号：ZL 2019 2 1168902.0)

营养不良是恶性肿瘤患者常见的并发症,发生率高达40%~80%。其中近20%的恶性肿瘤患者直接死亡原因是营养不良,而非肿瘤本身,所以及时地评估患者营养状态,并给予相应的营养支持,对临床预后尤为关键。患者主观整体评估(patient-generated subjective global assessment,PG-SGA)最先由美国奥特里(Ottery)于1994年提出,是专门为肿瘤患者设计的营养状况评估方法。临床研究提示,PG-SGA是一种有效的肿瘤患者特异性营养状况评估工具,因而美国营养师协会(ADA)推荐作为肿瘤患者营养筛选的首选方法。我国的临床肿瘤学学会(CSCO)肿瘤营养治疗专家委员会也把PG-SGA作为评价恶性肿瘤患者营养状况的重要工具。

PG-SGA由患者自我评估及医务人员评估两部分组成,共7个部分。其中4个方面的内容,患者可以自我评估,但目前对于普通患者,由于医学知识的匮乏,居家自己使用PG-SGA的方法进行自测营养状况的评估,有一定的难度。患者及照顾者普遍存在不同程度的营养知识的缺乏,评估营养状况的方式单一,一般都只能通过胃口和体重减轻来判断,不能达到自我评估营养状况的目的。如何才能保证营养评估的专业性,并有效规避仅用胃口,体重等状态表达营养状况,因腹水等体重增加造成误导的不科学性;我们设计了一种简化的患者主观整体评估用营养自测盘,希望通过一种简便的,容易操作的工具达到自我评估营养状况的目的。

一种简化的患者主观整体评估用营养自测盘由说明盘、体重评分盘、进食情况评分盘、症状评分盘、活动与身体功能评分盘、螺丝、螺帽、指针、磁铁片及迷你计算器等组成。具体操作方法：简化的患者主观整体评估用营养自测盘的第一圈是说明盘，上有简要说明，内容是：4 项分数相加总分≥4 分，特别是体重减轻及时来院就诊。第二圈为体重评分盘，盘中的扇形区采用不同颜色并有评分，将(患者的原体重－患者的现体重)/患者的原体重，得到的值找到相应评分。第三圈为进食情况评分盘，此项评分取最高值。第四圈为症状评分盘，此项评分为患者各项症状分数的累加。第五圈为活动与身体功能评分盘，此项评分取最高值。指针 8 不动，转动不同的盘，根据患者的实际情况对应盘面的评分，将体重评分盘 2、进食情况评分盘 3、症状评分盘 4 和活动与身体功能评分盘 5，每个盘中对应患者情况的扇形区转动到指针 8 指定的方向，将指针对着这个方向后，将每个盘的每一项分数通过附设的迷你计算器 10 相加，得出 PG－SGA 的总分，由此来判断患者的营养状况。

PG－SGA 总分 0～1 分，评判为无营养不良，2～3 分评判为轻度营养不良，4～8 分评判为中度营养不良，≥9 分评判为重度营养不良。因此我们将 PG－SGA 前四项总分≥4 分，且患者有体重减轻作为简易营养自测盘判断营养状况的标准，告知患者自测盘总分≥4 分的，需及时去医院就诊，以做进一步的医学检查(图 6－3)。

发明人：陈怡雯、倪丽萍

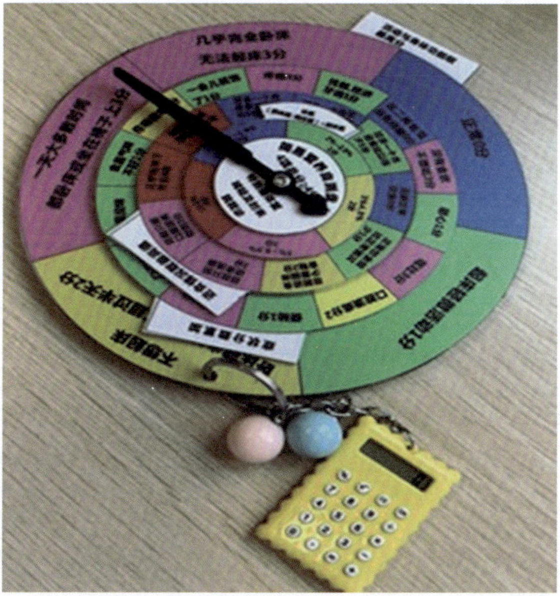

图 6-3　一种简化的患者主观整体评估用营养自测盘实物图

四、一种化疗所致恶心呕吐的防护尺装置(申请号：202122009619.7)

化疗所致恶心呕吐(chemotherapy induced nausea and vomiting,CINV)是化疗过程中最常见的不良反应,有 70%～80%的患者化疗过程中会出现不同程度的恶心呕吐。恶心呕吐对患者的身心都会产生明显的负面影响,频繁的恶心呕吐会导致患者脱水、电解质紊乱及酸碱失衡、营养丢失和体重下降等,并且容易使患者出现负面情绪导致治疗的依从性下降,甚至放弃治疗,与此同时也给家属带来了巨大的心理负担,家属的护理工作量更为繁重,并且加重经济负担。

由于恶心呕吐的主观性很强，为减少对患者CINV情况的低估，专家建议可采用患者自陈式的评估工具，以及使用国际标准统一对恶心呕吐进行分级，从而提高患者自我评估的意识，也便于下次住院时主管医师了解患者化疗后的CINV情况。同时为进一步提高患者生存质量，国内外学者提出补充替代医学，芳香疗法就是其中之一。芳香疗法首次是由法国化学家雷内(Rene)于1928年提出，是一种利用天然提取的芳香植物精华以达到平衡、协调和促进身体、思想和精神健康的艺术和科学，通过统一生理、心理和精神过程，以加强个体内在的修复过程。可用于减轻患者恶心呕吐、疼痛，改善睡眠等。其给药途径包括吸入、皮肤局部吸收(按摩)、内服、肠道等，其中直接吸入是最快、最安全、最简单的吸收方式。

我们设计了一种化疗所致恶心呕吐的防护尺装置，可以在让患者进行自我评估和记录恶心呕吐情况的同时，又可以帮助患者缓解恶心呕吐。一种化疗所致恶心呕吐的防护尺装置包括防护尺主体、抽拉式防护尺、4个透明塑料小盒、底座、可擦笔、芳香疗法的介绍标识、恶心呕吐分级标准的标识、化疗所致恶心呕吐记录表。防护尺主体不使用时，可以插入其下面的底座的卡槽中，使用时可以从卡槽中取下。抽拉式防护尺的正面为芳香疗法的介绍标识。防护尺主体正面下方设有4个盒槽，分别嵌入4个透明塑料小盒，里面装有常用的芳香物质气味卡：生姜、薰衣草、柑橘、柠檬，可以根据患者喜欢的味道自我选择，当气味挥发后可以再次滴入芳香精油，或更换棉片。防护尺主体背面为恶心呕吐分级标准的标识，患者可以对照自己的恶心呕吐情况，使用底座上设有的可擦笔，记录在抽拉式防护尺背面的化疗所致恶心呕吐记录表上(图6-4)。

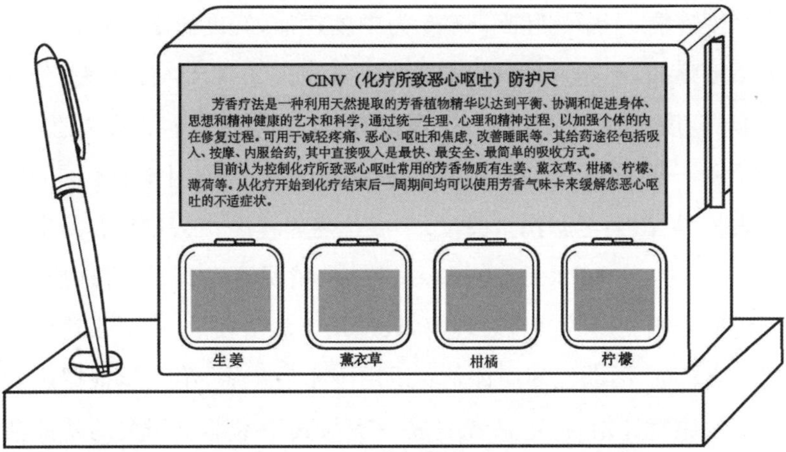

图 6-4　一种化疗所致恶心、呕吐的防护尺装置的结构示意图

发明人：倪丽萍、李静怡、刘天舒、孔奕恺

五、一种多用途医用工具尺(专利号：2021 2 0702252.4)

癌症是严重威胁人类健康的疾病，国内最近统计资料显示：我国肿瘤疼痛的患者中仅有41%得到有效缓解，而晚期癌痛仅有25%得到有效缓解。对于绝大多数晚期癌症患者所面临的最大痛苦就是疼痛。临床已将疼痛列为除体温、脉搏、呼吸和血压这四大生命体征以外的第五大生命体征，使它成为护理工作中应当持续观察、评估以及正确给药的重要内容，护士在疼痛评估和护理中承担着重要作用。

我们将常用的疼痛评估包括NRS(数字法)、VRS(描述法)、FRS-R(脸谱法)、活动性疼痛评估进行了整合制成了一种多用途医用工具尺。使用方法为：① NRS(数字法)：此法是临床上最简单的评分法，用0至10这11个数字描述疼痛强度，0为无痛；1～3

为轻度疼痛，不影响睡眠；4～6 为中度疼痛，轻度影响睡眠；7～10 为重度疼痛，不能入睡，睡眠中会被痛醒。② VRS(描述法)分为无痛、轻度疼痛、中度疼痛、重度疼痛、剧烈疼痛和无法忍受。③ FRS－R(脸谱法)：通过观察患者的行为改变，用 6 个不同的面部表情(从微笑至悲伤至哭泣)来表达疼痛程度。从左到右分别被标为 0～10 分，表示无痛、极轻微疼痛、稍明显疼痛、显著疼痛、重度疼痛和剧痛。因其直观理解，较适用于病情较重、言语表达困难的患者。④ 活动性疼痛评估：适用于术后患者，第一步根据患者病情及康复计划，指定患者完成一次与其手术部位相关的功能活动，如有效咳嗽、深呼吸等；第二步患者自评使用 NRS(数字法)；第三步 FAS(功能评估)观察患者完成整套功能活动的情况，A 级：能轻松完成指定的整套功能活动，活动不受限。B 级：能完成指定功能活动，但活动部分受限。C 级：疼痛严重限制功能活动。当 FAS 功能评分与患者活动痛自评出现矛盾时，以 FAS 功能评分结果作为镇痛干预的首要依据(图 6－5、图 6－6)。

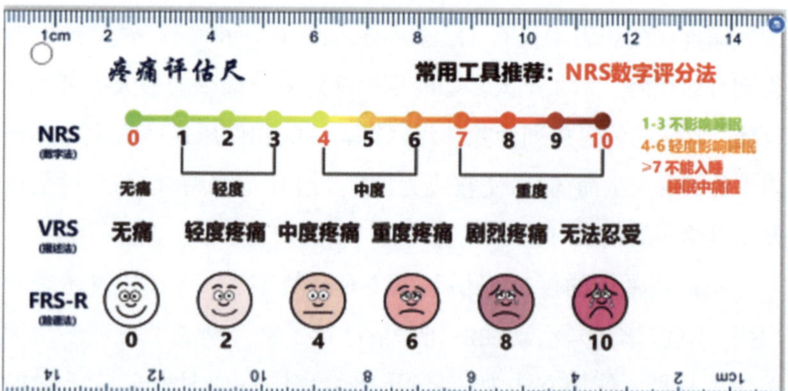

图 6－5　一种多用途医用工具尺的正面示意图

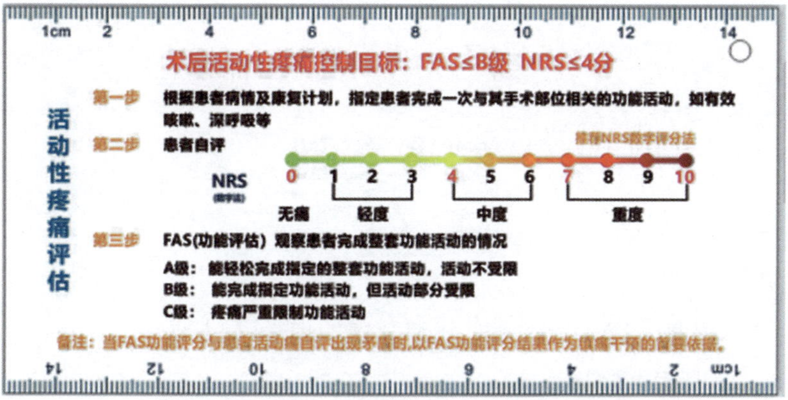

图 6－6　一种多用途医用工具尺的反面示意图

发明人：王颖、赵文雯、赵欣颖

参考文献

［1］闻曲，刘义兰，喻姣花.新编肿瘤护理学［M］.北京：人民卫生出版社，2015.

［2］沈小平，王骏，许方蕾.新编当代护理学（下册）［M］.上海：复旦大学出版社，2018.

［3］孙宇，康倩.化疗所致恶心呕吐影响因素及评估工具研究进展［J］.中国护理管理，2018，18(8)：1126－1130.

［4］于世英，印季良，秦叔逵，等.肿瘤治疗相关呕吐防治指南（2014 版）［J］.临床肿瘤学杂志，2014，19(3)：263－273.

［5］冯少兰，郑敏琪，叶思华.综合护理干预对肿瘤化疗后骨髓抑制的影响［J］.护理时间与研究，2017，14(21)：106－108.

［6］李奇.护理干预对肿瘤化疗患者便秘的影响［J］.中国医药指南，2011，9(35)：468－469.

［7］黄肖梅，廖瑞梅，周慧梅.化疗性口腔溃疡的口腔护理方法研究［J］.中华全科医学，2013，11(1)：155－156.

［8］胡婉梅，牟庆云，田继书，等.rhGM CSF 雾化吸入剂漱口治疗急性白血病病人化疗所致口腔炎的疗效观察［J］.护理研究，2016，(8)：1016－1018.

［9］梅思娟，余娟，杨丽华.不同频率握拳运动对置入 PICC 静脉

血流动力学影响[J].中国临床医学影像杂志,2013,24(11):798-800.

[10] 姜艳,王冠.喜疗妥软膏外敷治疗老年患者静脉炎的疗效观察[J].实用药物与临床,2012,15(5):316.

[11] 雷璐.应用鲜芦荟汁预防化疗性静脉炎的临床研究[J].国际护理学杂志,2012,31(7):1323-1325.

[12] 杨胜英.综合性护理干预在白血病大剂量化疗后骨髓抑制护理中的作用[J].国际护理学杂志,2014,33(2):335-337.

[13] 刘程利.化疗后脱发的防治与护理[J].山西医药杂志,2012,41(21):1171-1172.

[14] 赵先英,刘毅敏,张涛.右丙亚胺对蒽环类抗肿瘤抗生素心脏保护作用的研究进展[J].癌症,2011,20(4):439-440.

[15] 杨笑梅,廖鑫,聂新,等.卡培他滨致患者腹泻和手足综合征的防护[J].护理学杂志,2014,29(9):37-39.

[16] 郭莹,张淑卿,赵健.结直肠癌患者应用希罗达致手足综合征的临床观察与护理[J].现代护理,2006,12(16):1540-1541.

[17] 徐娟,蒋新芳,吉冬丽.结直肠癌患者口服卡培他滨致Ⅲ°手足综合征 12 例的护理[J].护理与康复,2015,14(12):1138-1139.

[18] 董元鸽,陆箴琦,杨瑒.卡培他滨致手足综合征的护理研究进展[J].护理研究,2016,30(3):275-278.

[19] 王洁.表皮生长因子受体酪氨酸酶抑制剂的皮疹[J].中国肺癌杂志,2009,12(6):623.

[20] 张姬,陶海燕.老年下肢深静脉血栓患者口服华法林的延续护理[J].解放军护理杂志,2016,33(22):43-45.

[21] 袁建华.综合护理干预在华法林治疗老年房颤患者中的应用[J].国际护理学杂志,2017,36(20):2870－2873.

[22] 李艳玲,赵滨.低分子肝素皮下注射方法研究现状[J].中华护理杂志,2014,49(7):858－862.

[23] 凌雅.皮下注射低分子肝素的研究与护理现状[J].天津护理,2018,26(05):627－629.

[24] 消化道恶性肿瘤合理用药指南[J].中国合理用药探索,2017,14(9):5－54.

[25] 张静.卡培他滨化疗方案治疗消化道肿瘤的护理体会[J].西部中医药,2014,27(10):153－154.

[26] 袁东梅,陈王坚,范淑勤,等.口服卡培他滨个化疗的健康教育[J].护理实践与研究,2009,6(24):117－118.

[27] 王丹.替吉奥致抗癌化疗期腹泻的护理[J].实用临床护理学杂志,2016,1(5):136－137.

[28] 冉利华.替吉奥治疗胃癌的常见不良反应及其护理[A].中华护理学会 2012 全国肿瘤护理新进展研讨会[C],2012.

[29] 中华人民共和国国家卫生和计划生育委员会.静脉治疗护理技术操作规范[S].2013.

[30] 陈海燕,钱佩芬.静脉血管通路护理实践指南[M].上海:复旦大学出版社,2016.

[31] 金琪琪,邵小君,张艳,等.地塞米松用于预防阿霉素所致的静脉炎[J].护理研究,2004,18(2):247.

[32] 赵力群,赵忆文.居家 PICC 患者管路维护现状调查分析与对策[J].护士进修杂志,2012,27(13):1222－1223.

[33] 周丹,胡惠芳,史朝亮,等.PICC 居家护理发展现状及其启示

[J].护理研究,2018,32(1):29-31.

[34] 宋慧娟,厉周.植入式静脉输液港的应用与护理[J].中华护理杂志,2004,39(10):785-786.

[35] 国仁秀,查云萍.植入式静脉输液港在肿瘤化疗中的应用及护理进展[J].护士进修杂志,2015,30(15):1363-1365.

[36] 孙红,王蕾,关欣,等.全国部分三级甲等医院静脉治疗护理现状分析[J].中华护理杂志,2014,49(10):1232-1237.

[37] 徐海萍,周琴,韩伟,等.手臂输液港与胸壁输液港常见并发症发生率比较的Meta[J].中华护理学杂志,2018,53(3):352-358.

[38] 徐春兰,曹霞,杨静姣,等.上臂式静脉输液港与胸壁静脉输液港临床应用研究[J].护士进修杂志,2018,33(5):474-476.

[39] 霍玉萌,王莹.导尿管相关性尿路感染的易感因素及预防护理研究进展[J].护理学杂志,2015,30(13):102-104.

[40] 华庆生,龙兆麟,虞湘才,等.经皮肾穿刺造瘘术在盆腔晚期肿瘤浸润致肾后性肾功能衰竭治疗中的应用[J].中山大学学报,2008,29(1):162-163.

[41] 庞献红.永久性膀胱造瘘术后病人的护理[J].护理研究,2015,29(33):4222-4223.

[42] 陈哲.膀胱造瘘患者的家庭护理[J].护理研究,2013(6):128-129.

[43] 周敬.经皮肝穿刺胆道引流术治疗梗阻性黄疸的临床效果及术后护理[J].母婴世界,2017(6):151.

[44] 范姣芝.经皮肝穿刺胆道引流术治疗梗阻性黄疸患者的护理体会[J].河南外科学杂志,2016,22(2):146-147.

[45] 于德兰.成人鼻胃管留置的护理进展[J].实用临床医药杂志，2014,18(18)：175－178.

[46] 吴志勤,陈延芳,黄德燕,等.延续护理在居家脑卒中留置胃管病人中的应用[J].全科护理,2018,16(14)：1772－1774.

[47] 于康,石汉平.肿瘤患者必备营养手册[M].北京：人民卫生出版社,2014.

[48] 杨跃,王兴.恶性肿瘤病人怎么吃——北京肿瘤医院专家为你开方子[M].北京：清华大学出版社,2018.

[49] 方玉.肿瘤患者家庭营养指导手册[M].北京：北京大学医学出版社,2019.

[50] Muscaritoli M, Arends J, Bachmann P, et al. ESPEN practical guideline: Clinical Nutrition in cancer. Clinical Nutrition. 2021 May;40(5): 2898－2913. doi: 10.1016/j.clnu.2021.02.005.

[51] Schwegler I, von Holzen A, Gutzwiller JP, et al. Nutritional risk is a clinical predictor of postoperative mortality and morbidity in surgery for colorectal cancer, Br J Surg, 2010, 97: 92－97.

[52] Takamura H, Tani T, KitagawaH, etal. Post-opcrative digcstivcfunction and nutrition in pancreas cancer [J]. Nippon Rinsho, 2006, 6(Suppl 1): 316－320.

[53] Ottery FD. Rethinking nutritional support of the cancer patient : the new field of nutritional oncology[J]. Semin Oncol,1994,21(6): 770－778.

[54] Bauer J, Capra S, Ferguson M. Use of the scored Patient-

Generated Subjective Global Assessment (PG-SGA) as a nutrition assessment tool in patients with cancer[J]. Eur J Clin Nutr, 2002, 56(8): 779 - 785.

[55] CSCO肿瘤营养治疗专家委员会.恶性肿瘤患者的营养治疗专家共识[J].临床肿瘤学杂志.2012,(1): 59 - 73.

[56] 上海市抗癌协会癌症康复与姑息专业委员会.化疗所致恶心呕吐全程管理上海专家共识(2018年版)[J].中国癌症杂志,2018,28(12): 946 - 953.

[57] 王旭梅,吴心怡,王莉,等.芳香疗法应用于癌症化疗相关恶心呕吐的研究进展[J].中华现代护理杂志,2018,24(34): 4212 - 4216.

[58] 姜安丽. 新编护理学基础[M]. 北京: 人民卫生出版社,2007: 249.

[59] 夏平英.癌性疼痛的评估和非药物性干预措施[J].解放军护理杂志,2008,25(3) .

[60] 成燕,童莺歌,刘敏君,等.术后活动性疼痛护理评估对疼痛管理质量的影响[J].中华护理杂志,2015,50(8): 924 - 928.

附　录

1. 恶心及呕吐的严重程度分级(美国国立癌症研究所的常规毒性判定标准 NCI－CTCAE4.03)

	1	2	3	4
恶心	食欲下降,不伴进食习惯改变	经口摄食减少不伴有明显的体质量下降	经口摄入能量和水分不足,需要鼻饲、全胃肠外营养或住院	
呕吐	24 h内1～2次,间隔5 min	24 h内3～5次,间隔5 min	24 h内发作≥6次,间隔5 min	危及生命,需要紧急治疗

2. 静脉炎分级(美国输液护理学会静脉炎分级标准)

分级	临　床　表　现
0级	无症状
1级	局部发红,有或无疼痛
2级	局部红或肿,伴有疼痛
3级	局部红或肿,伴有疼痛,可触摸到条索状静脉
4级	局部红肿,伴有疼痛,可触摸到条索状静脉长度>2.5cm,脓性渗出物

3. 化疗后骨髓抑制的分度(世界卫生组织抗癌药物急性及亚急性毒性反应分度标准)

	0	Ⅰ	Ⅱ	Ⅲ	Ⅳ
白细胞(10^9/L)	≥4.0	3.9～3.0	2.9～2.0	1.9～1.0	<1.0
中性粒细胞(10^9/L)	≥2.0	1.9～1.5	1.4～1.0	0.9～0.5	<0.5

续 表

	0	Ⅰ	Ⅱ	Ⅲ	Ⅳ
血红蛋白(g/L)	≥110	109～95	94～80	79～65	<65
血小板(10^9/L)	≥100	99～75	74～50	49～25	<25

4. 手足综合征分级[美国国立癌症研究所(NCI)的标准]

分级	临　床　表　现
1级	轻微的皮肤改变皮炎(如红斑、脱屑)伴感觉异常(如麻木感、针刺感、烧灼感),但不影响日常活动
2级	如前皮肤改变伴有疼痛,轻度影响日常活动,皮肤表面完整
3级	溃疡性皮炎或皮肤改变伴剧烈疼痛,严重影响日常活动;明显组织破坏(如脱屑、水疱、出血、水肿)

5. EGFRI靶向药物所致皮疹分级(美国国立癌症研究所的常规毒性判定标准NCI-CTCAE3.0简化版)

分级	临　床　表　现
1级	皮疹局限于头面部,几乎无主观症状,对日常生活无影响,无继发感染
2级	皮疹范围比较广泛(<50%体表面积),主观症状轻,伴有轻度瘙痒及触痛,对日常生活有轻微的影响,无继发感染的症状
3级	范围广泛(>50%体表面积),症状严重,伴有严重的瘙痒及触痛,可能会重复感染

6. 常用食物血糖生成指数(GI)列表(本数据源自《中国食物成分表2002》)

食物名称		GI	食物名称		GI	食物名称		GI
糖类	麦芽糖	105	糖类	蔗　糖	65	豆类等食品	扁　豆	38
	葡萄糖	100		巧克力	49		鹰嘴豆	33
	绵白糖	84		黑　糖	23		豆　腐	32
	蜂　蜜	73					绿　豆	27

续 表

食物名称		GI	食物名称		GI	食物名称		GI
豆类等食品	四季豆	27	水果类	苹 果	36	谷薯类	荞麦面条	59
	豆腐干	24		梨	36		玉 米	55
	黄 豆	18		桃	28		燕麦麸	55
	蚕 豆	17		柚	25		爆玉米花	55
	花 生	14		李 子	24		荞 麦	54
奶制品	冰激凌	61		樱 桃	22		甘 薯	54
	酸 奶	48	谷薯类	馒 头	88		玉米面粥	52
	酸乳酪	33		白面包	88		山 药	51
	脱脂牛奶	32		糙 米	87		面 包	50
	牛 奶	28		糯米饭	87		芋 头	48
	全脂牛奶	27		大米饭	83		通心粉	45
水果类	西 瓜	72		烙 饼	80		黑米粥	42
	菠 萝	66		油 条	75		小 麦	41
	葡萄干	64		马铃薯泥	73		面 条	37
	芒 果	55		苏打饼干	72		藕 粉	33
	芭 蕉	53		大米粥	69		大 麦	25
	猕猴桃	52		玉米面	68		稻 麸	19
	香 蕉	52		马铃薯	62		雪魔芋	17
	葡 萄	43		小米粥	62			
	橙	43		汉堡包	61			

7. 常用食物血糖负荷(GL)列表(本数据源自《中国食物成分表2002》)

食物名称	GL(每100 g)	食物名称	GL(每100 g)	食物名称	GL(每100 g)
糯米饭	17.8	大米饭	16.2	苏打饼干	13.7
荞麦面包	16.4	烙 饼	14.7	白馒头	13.3

续　表

食物名称	GL（每 100 g）	食物名称	GL（每 100 g）	食物名称	GL（每 100 g）
小米（煮）	13.3	胡萝卜	5.5	菠　萝	6.3
全麦面包	12.1	绿豆挂面	5	猕猴桃	6.2
小麦面条	11.8	莲　子	5	豆　奶	4.9
冰激凌	11.1	芋头（蒸）	5	苹　果	4.4
马铃薯（煮）	11.0	山　药	4.4	橙　子	4.4
汉堡面包	10.7	绿　豆	3.8	葡　萄	4.3
栗　子	10.7	四季豆	3.3	草　莓	4.3
黄豆挂面	9.8	米　线	3.2	芒　果	3.9
寿　司	9.6	马铃薯粉条	2.7	梨　子	3.7
油　条	9.4	蚕豆（五香）	2.5	桃　子	3.1
玉米面粥	9.4	豆腐干	1.3	脱脂牛奶	2.6
荞　麦	9.0	洋　葱	1.2	柚　子	2.3
粟　米	7.5	豆腐（冻）	0.8	酸奶（原味）	2.3
方便面	7.2	花　生	0.4	樱　桃	2.2
苕　粉	7.1	腰　果	0.4	李　子	1.9
藕　粉	6.9	西　瓜	9.9	全脂牛奶	1.5
南　瓜	5.9	香蕉（熟）	8.1	—	—